胃与肠

——临床医生应掌握的
免疫组化染色的知识

（日）《胃与肠》编委会　编著

《胃与肠》翻译委员会　译

U0388490

辽宁科学技术出版社

·沈阳·

Authorized translation from the Japanese Journal, entitled
胃と腸　第52巻 第8号
ISSN: 0536-2180
編集：「胃と腸」編集委員会
協力：早期胃癌研究会
Published by IGAKU-SHOIN LTD., Tokyo Copyright © 2017

图书在版编目（CIP）数据

胃与肠 . 临床医生应掌握的免疫组化染色的知识 /(日)《胃与肠》编委会编著；《胃与肠》翻译委员会译 . —沈阳：辽宁科学技术出版社，2021.1
ISBN 978-7-5591-1901-8

Ⅰ . ①胃… Ⅱ . ①胃… ②胃… Ⅲ . ①胃肠病 – 免疫诊断 – 组织化学 Ⅳ . ① R57 ② R446.6

中国版本图书馆 CIP 数据核字（2020）第 233835 号

出版发行：辽宁科学技术出版社
　　　　　（地址：沈阳市和平区十一纬路25号　邮编：110003）
印 刷 者：辽宁新华印务有限公司
经 销 者：各地新华书店
幅面尺寸：182 mm × 257 mm
印　　张：8.5
字　　数：200千字
出版时间：2021年1月第1版
印刷时间：2021年1月第1次印刷
责任编辑：唐丽萍　丁　一
封面设计：袁　舒
版式设计：袁　舒
责任校对：黄跃成　王春茹

书　　号：ISBN 978-7-5591-1901-8
定　　价：80.00元

编辑电话：024-23284363　13386835051
E-mail：1601145900@qq.com
邮购热线：024-23284502
http：//www.lnkj.com.cn

目　录

序言 临床医生应掌握的免疫组化染色的知识

临床医生必备的免疫组化染色大全

田中 信治[1]

关键词 免疫染色　组织化学　消化管

[1] 広島大学医歯薬保健学研究科内視鏡医学
〒734-8551広島市南区霞1丁目2-3　E-mail : colon@hiroshima-u.ac.jp

所谓免疫组化（免疫组织化学；immunohistochemistry，IIIC），是指用抗体检测组织标本中的抗原的一种组织化学手法，也被称为免疫染色（immunostaining）。

利用抗体的特异性对组织染色后，可在显微镜下观察到抗原的存在以及局部所在，因此免疫组化可广泛运用于发现特定遗传基因，以及使用各种"标记蛋白"的病理组织诊断中。与同样搜索发现蛋白的印迹法（western blot 法）等不同，在实际的组织结构中，可准确评估其局部所在是免疫组化最大的特点，也是强项。

病理诊断的传统方法都是以 HE 染色为基础的，如今较多的诊断也还是通过 HE 染色来观察。另一方面，在一些特定疾病中，还成功开发出了一套高效的标志物，这些可在细胞级别上鉴定的免疫组化，已经成为病理诊断上不可或缺的诊断方法之一。免疫组化的发展日新月异，染色手法简便化后逐渐在日常诊断中被采用，而且随着染色灵敏度的提高，传统的免疫染色无法鉴定的微量物质也可成功鉴定。但是，常规例行的免疫染色逐渐偏离了原本的适用方式，并被指出使用过于简单频繁。而且，免疫染色有多个种类，究竟何种染色的组合（免疫染色板）对疾病诊断来说才是必备的或者有效的，在选择上存在不小的难度。这些问题在消化管病变的诊断上也同样存在，有些医生曾经多次指出，一些疾病诊断上，存在不必要的免疫染色要求。因此，如何准确地使用免疫染色，对于现场的病理医生来说很重要。

近年来，在以早期胃癌研究会为主的病例研讨会的病理解说中，出现较多的免疫染色所见的说明和介绍，那么，参加会议的临床医生是否能全面理解呢？作为临床医生来说掌握免疫染色的现状，并且全面准确地掌握相关知识，在日常诊断上是不可缺少的。

本书中，除了提供消化管病变中免疫染色的基础知识以及临床应用知识以外，还将针对其应用及适应关系，由熟悉形态诊断的病理医生做出概要介绍。并且，有专业的病理医生的详细解说，以及临床医生角度的 Q&A 互动，内容丰富且充实。在此之前，并不存在特别针对消化管疾病的免疫染色特色书籍，想必对于不是专门负责消化管的病理医生以及临床医生来说，本书也能当作日常诊断上有据可循的资料。本书会成为诊断消化管疾病的临床医生与病理医生通用的重要参考书籍。

免疫组化概论

——试样处理、染色时的注意事项

堤 宽[1]

摘要●免疫组化（免疫组织化学）从很早以前就被纳入病态解析和病理诊断工作当中。这其中的原因，包括免疫染色技术的发展、各种抗体进入普通市场销售、标志物意义相关知识的普及、功能形态学分析需求的增加、分子靶向治疗的引进，以及对更准确的病理诊断的期望与诉求等各种因素。但是，免疫染色并不是万能的，甚至有很多病例后悔采取了免疫染色，这些经验都需要我们一个个去学习和掌握。而且，对于因为太过于相信标志物的特异性而招致严重失败的经验教训，也是我们宝贵的财富之一。本文将基于作者本人的经验，对免疫染色技术层面应做到的几点注意事项和容易失败的地方做重点讲解。

■**关键词**■ 病理诊断　固定　人工产物　抗原性修复　患者血清

[1] はるひ呼吸器病院病理診断科　〒452-0962清須市春日流8番地1
E-mail : pathos223@kind.ocn.ne.jp

前言

　　免疫染色早已成为固定的方法之一，当今对其正确的伪影措施以及疑难解决对策要求也越来越高。本文，将针对免疫染色技术层面的各种"必要工作"和各种"陷阱"做重点讲解。

免疫染色的需求

　　病理诊断方面对于免疫染色的需求，原则上体现为HE染色读取而产生的，用HE染色列举一定程度的甄别诊断清单，对此，就需要用到甄别所需的标志物。而且还会发生很多出于淋巴球表面标志物及荷尔蒙、肿瘤标志物的发现与检索等一系列功能形态学诊断目的的情况，以及染色对象为恶性程度标志物（细胞增殖标志物、p53蛋白）或治疗指标标志物［细胞和激素受体、人表皮生长因子受体2（human epidermal growth factor receptor 2，HER2）、分子靶向治疗药的靶向抗原］等情况。

　　准确应用"免疫组织标志物"的要点只有以下3点：①怎样染色；②怎样选择标志物；③怎样判定染色所见。

选择染色法

　　目前市面上有很多染色套、一次或二次抗体及染色剂产品在销售，另外，随着染色技术相关知识和自动免疫染色设备的普及，与染色技术本身相关的问题也迎刃而解。关于染色的增感法，目前已普及的有利用peroxidase polymer（过氧化酶聚合物）的聚合物法（EnVision FLEX，Simple Stain MAX，Novolink™等），以及利用生物素或FITC（fluorescein isothiocyanate，异硫氰酸酯）标识酪胺的CSA法（catalyzed signal amplification method，催化信号放大法）。在一段

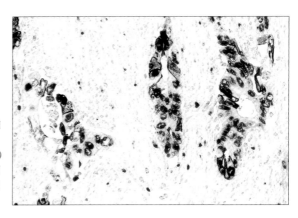

图1 实施术前化学疗法的大肠癌中，增殖细胞与凋零细胞同时存在

证明：Ki-67 与裂解细胞角蛋白 18（cleaved cytokeratin18）的双重染色。染色后增殖细胞内核为 Ki-67 蓝色，进入凋零期的细胞细胞质为裂解 CK18 褐色。增殖性癌细胞部分已经出现凋零。

时期内，曾经主流的生物素标识为基础的 ABC 法（avidin biotinylated peroxidase complex method，亲和素 – 生物 – 过氧化物酶复合物法）与 LSAB 法（labeled streptavidin biotinylated peroxidase method，链霉亲和素 – 生物素法）几乎都不怎么使用了。

其原因主要是通过加热处理下的抗原性修复方式，修复内源性生物素活性后，染色步骤较多，以及对灵敏度要求的进一步提高。

但是，出于对背景染色的培养以及高度稀释后的一次抗体保存和管理难度考虑，不建议一味提高灵敏度。一般还是应该优先采用已经习惯的方法，尽量留下稳定的再现性更好的成绩。

染色对象大多为正常的福尔马林固定石蜡切片。抗体反而也应该选择该条件下再现性较好的可染色的种类来使用。只有在限定固定条件下才能使用的抗体则不适合应用在日常操作以及回顾性研究中，而且对于结果的再现性可信程度也不高。着色为 DAB（diaminobenzidine）下的褐色。核染色原则上为 Mayer 苏木素的紫色（Gill 苏木素与黏液可发生共染，不推荐使用）。

双重染色的应用

双重染色是在同一个切片上，同时证明 2 种不同抗原的方法。其会用到不同色调的着色色素[1]。双重染色的灵敏度和美观度虽然不及荧光抗体法，但是也可以通过酶联免疫吸附试验获得美观度较高的双重染色[2]（**图 1**）。如需证明细胞内同一部位（细胞膜、细胞质、核）中存在 2 种抗原，则必须用到荧光染色法。

对于酶联免疫吸附试验与正常染色下的双重染色来说，PAS 染色、Alcian blue 染色以及 Congo 红染色与免疫染色的复染法会比较有效。与 PAS 染色进行复染时，可将高碘酸处理（10 分）用于阻碍内源性过氧化物酶活性使用，按照免疫染色方式操作在 DAB 着色后进行 Schiff 反应即可。

福尔马林固定的影响

病理切片多是用福尔马林固定石蜡包埋组织制成的。有时候也会用中性缓冲福尔马林替代自然酸化产生甲酸酸性的 10%～20% 福尔马林使用，在 HE 染色的染色性方面，非缓冲福尔马林更具备优异性。从经验上来说，即使不特意使用缓冲福尔马林，在正常的非缓冲福尔马林固定试样下，也有很多可进行正常检测的标志物。福尔马林的浓度，一般为 10%～20%，抗原性维持性能基本一致。核酸（DNA、RNA）也同样，只要将聚合酶链式反应（polymerase chain reaction，PCR）中增幅对象 DNA 的碱基序列缩短为 100bp 左右的话，就可以获得相对稳定的核酸证明[3]。

事实上存在因福尔马林固定石蜡包埋法而失活、减弱抗原性的情况。但是，目前市面上出现了很多在该条件下仍能保持稳定染色结果的抗体，如今可以自由选择在普通石蜡切片上使用何种抗体。之后提到的抗原性修复操作以及高敏感度法，使得免疫染色同样适用于福尔马林固定石蜡切片中。只要能掌握好极限范围，没必要因为石蜡包埋法而放弃免疫染色。

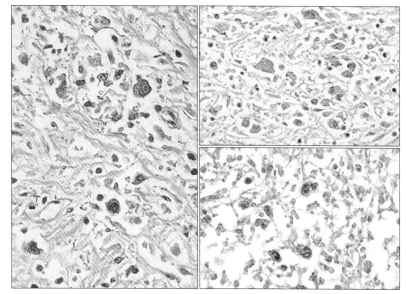

图2 Thomas Hodgkin 亲自解剖的 Hodgkin 淋巴瘤标本中 CD15 以及 EBER1 的存在证明（**a**：HE 染色；**b**：CD15；**c**：EBER1）1820 年的解剖病例，之后 80 保存于乙醇中，再后来 90 年保存于福尔马林中。经过长达 170 年的固定以及强烈的死后变化后，仍可证明存在糖链抗原（CD15）与 EB 细菌相关的核内 RNA。

在经过极其长期的福尔马林固定后，仍然存在可实施免疫染色及原位杂交（in situ hybridization）法的可能性。作者[4]在 Thomas Hodgkin 医生亲自病理解剖，并经过 170 年固定（前 80 年用乙醇、后 90 年用福尔马林）后切出的肝脏及淋巴结的 Hodgkin 淋巴瘤标本上，证实了存在 CD15 以及 EBER1（Epstein-Barr virus encoded RNA1）（**图2**）。

福尔马林固定的人工产物

1. 渗透至血浆蛋白特定细胞的细胞质中

组织间液中大量存在的血浆蛋白，在福尔马林固定的部分细胞细胞质内非特异性渗透，呈现免疫染色阳性（核为阴性）。其典型代表可参照 Hodgkin 细胞 /Reed-Sternberg 巨细胞中局部存在的细胞质内免疫球蛋白（细胞质在多克隆内阳性）。当福尔马林固定条件不佳时，各种细胞（肝细胞、表皮细胞、甲状腺滤泡上皮细胞、肝癌细胞、非 Hodgkin 淋巴瘤细胞等）的细胞质呈现免疫球蛋白阳性。这种情况下，除了 IgG（immunoglobulinG）以外，IgA（immunoglobulinA）、IgM（immunoglobulinM）、κ 链、λ 链及白蛋白也呈阳性。核为阴性，其特点是部分细胞的细胞质明显（具有显著意义）被染有弥漫色（**图3**）。考虑可能是细胞在固定之前周围的血浆蛋白已渗入至细胞内，然后再固定的结果。免疫反应本身具有特异性，但阳性所见缺乏实际意义。因此，IgG 及 α1 抗胰蛋白酶的免疫染色中适合将白蛋白作为对照物[5]。

2. 固定差距造成的假阴性化

我们经常会遇到因固定差距对免疫结果造成各种影响的情况，固定不佳的地方除了容易出现假阴性以外，在超出固定部位中同样也会有假阴性[5]。一般来说，固定不佳部位因 vimentin 呈阴性，因此可以把 vimentin 的免疫染色作为组织的固定条件好坏的判断依据[6]（内源性控制，vimentin control，**图4**）。对于类似于白细胞共同抗原（CD45）等的同一抗原也同样，要么就是只有淋巴结周围部分呈阳性，要么反而只有周围部分呈阴性。

免疫染色的诀窍与陷阱

1. 减少背景染色

所谓 signal/noise ratio，就是指特异染色与背景染色的比率，我们希望染色时这个差距越显著越好。最理想的技术，就是尽量提高特异染色的

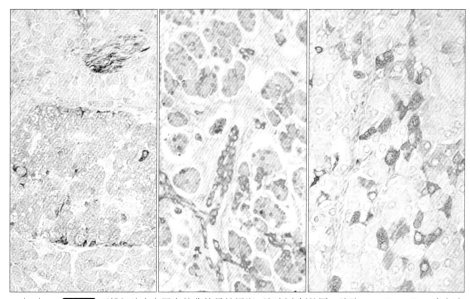

a	b	c

图3 石蜡切片中白蛋白的非特异性浸润（解剖病例的同一胰脏。**a：**Langerhans 岛与末梢神经；**b：**胰管；**c：**腺泡细胞的阳性所见、酶抗体法间接法）
正常胰脏的各种结构成分中，血清蛋白的白蛋白在细胞质内呈现弥漫性阳性，属于因固定方式造成的扩散伪影（diffusion artifact）。只有部分细胞被明显有意染色。

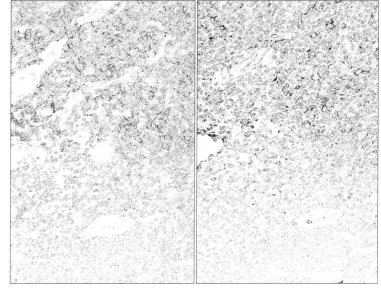

a	b

图4 固定不佳的内源性指标：vimentin control. B 细胞性淋巴瘤中的 CD20（**a**）与 vimentin（**b**，加热处理后，酶抗体法间接法，连续切片）
vimentin 呈阴性的部位其 B 细胞标志物的 CD20 也呈现阴性，表示固定不佳造成的假阴性情况。

染色强度（敏感度），并且去掉背景染色。抗原性修复法与单克隆抗体的开发从侧面上为免疫染色的发展做出了重大贡献。背景染色较高（signal/noise ratio 较低），有可能是以下 3 种情况造成的：①抗体（一次抗体或二次抗体之后）偏浓；②抗体效价偏低（特别是抗血清）；③磷酸缓冲盐水（phosphate buffered saline，PBS）的清洗效果不充分。

免疫染色的前提条件是需要将抗体提前稀释到一定浓度。染色用单克隆抗体代替抗血清使用后，虽然可以获得更清晰美观的染色所见，但是单克隆抗体未必是最佳的。例如，IgM 型单克隆抗体的情况下，如果反复进行冻结溶解操作，就容易使抗体分子凝聚后呈现非特异性反应的趋势。减少背景染色可以采取以下几项措施[7]：①抗血清（一次抗体）的反应时间在 30 ~ 60min 的，就将最佳抗体稀释浓度再提高 10 倍稀释后，反应一整晚；②用 PBS 清洗一晚；③ PBS 中添加高浓度（1 规定）的食盐；④添加 Tween 20 等的界面活性剂；⑤在稀释抗体溶液中添加脱脂乳或白蛋白。

2. 清除内源性物质（过氧化物酶、生物素、蛋白质 A/ 蛋白质 G、色素性物质）[8]

1）内源性过氧化物酶

即便是石蜡切片，残留内源性（伪）过氧化物酶活性的典型也是嗜酸性粒细胞、中性粒细胞及红细胞。为了清除顽固的过氧化物酶，可以用 0.5% 过碘酸处理（10min）替代甲醇 / 过氧化氢，在 DAB 液中添加 10mmol/L 叠氮化钠（过碘酸处理会对糖链抗原造成破坏，需要留意）。具有唾液腺、乳腺、甲状腺、尿细管等上皮细胞及巨噬细胞血小板的过氧化物酶活性在石蜡切片上不存在问题。用乙醇固定的新鲜冻结切片观察淋巴球表面标志物（糖链为抗原决定基的情况偏多）时，即使通过过氧化氢阻止内源性过氧化物酶，也会造成抗原性灭活，因此可不采取阻止，或者在一次抗体反应之后再实施。

2）内源性生物素

新鲜冻结切片中会残留内源性生物素。脱羧反应的辅酶——生物素（维生素 H）主要在线粒体上分布，因此富含于肾尿细管、肝细胞、肌肉细胞中。在对新鲜冻结切片及细胞标本应用 ABC 法及 LSAB 法时，残留的内源性生物素活性就会带来影响。需要使用抗生物素蛋白试剂，来实施阻碍内源性生物素的操作（抗生物素蛋白与生物素的结合相当强力，一旦结合后就很难再分离）。

一般情况下，内源性生物素活性会因福尔马林固定后失活。但是，子宫内膜细胞、子宫内膜癌以及胎儿型肺腺癌中部分观察到的 opaque nuclei（核内呈白色通透样）中，即使用福尔马林固定石蜡切片，也会在核内残留内源性生物素

活性，需要特别注意[9]。

对石蜡切片实施加热处理来进行抗原性修复时，内源性生物素有可能会复活（**图5**）。特别是，10mmol/L 柠檬酸缓冲液（CB、pH7）以及 1mmol/L EDTA（ethylenediaminetetraacetic acid）溶液（pH8）加热时，经常可观察到此现象[10]。因此，最近的免疫染色主流都采用不涉及生物素的高敏感度法——聚合物法。

3）内源性蛋白质 A/ 蛋白质 G

在一些特殊病例，例如对黄色葡萄球菌及链球菌进行免疫染色时，对石蜡切片加热处理后，这些细菌原本拥有的，与 IgG 的 Fc 部分具有结合性的蛋白质 A 及蛋白质 G 的生理活性会复活。当然，我们也可以利用这个特性识别菌种，另一方面为了避免这种反应，也可以用蛋白分解酶处理替代加热处理。如果必须要加热处理的，可用正常血清来阻止[11]。

4）内源性色素性物质

内源性色素与 DAB 反应的褐色色调类似，有时候容易被误认为阳性反应[5]。黑色素因有异染性，因此在后染色中选择 Giemsa 或者甲基绿染色的话，可以明显辨别 DAB 染色的褐色。对具有血铁黄素（hemosiderin）细胞进行免疫染色时，与柏林蓝染色的双重染色相比较有效。如果福尔马林色素太明显（特别是出血部位），可以在去石蜡化切片中预先进行碱处理后溶解福尔马林色素。胆红素色素有时候会呈现容易与 DAB 染色混淆的情况，此时，可用碱性磷酸酶替代过氧化物酶作为标识酶，让其发出红色或蓝色后，可大部分得到解决。

3. 切片干燥与去石蜡不良的影响

缓冲液擦拭不充分容易引起抗体过分稀释，或者 DAB 染色液中忘记放过氧化氢等，单纯的染色技术层面问题可以参照教程[7]。染色过程中对切片干燥后，干燥部位上的抗体蛋白容易干燥结固，因此与组织结构无关的阳性所见主要发生在切片周围部位。另一方面，气泡较大以及去石蜡不良造成的石蜡残留，会与抗体液被排斥的部位一致，产生圆形的反应阴性部位。

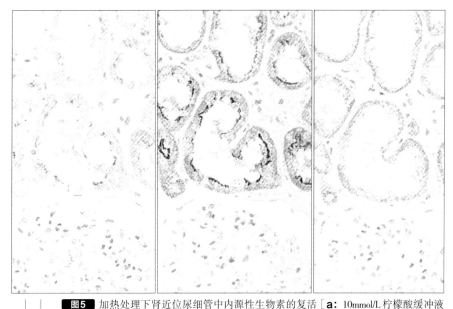

a b c
图5 加热处理下肾近位尿细管中内源性生物素的复活 [**a**: 10mmol/L 柠檬酸缓冲液 (CB)、pH6; **b**: CB, pH7; **c**: 无一次抗体 (CB、pH6)、对 villin 的 LSAB 法]
CB (pH7) 相比 CB (pH6) 中的线粒体的丰富生物素活性修复效果要更高。Villin 免疫反应性在刷毛缘上可观察到 (CB、pH7 更强)。其特点是细胞质内的相当于线粒体的颗粒状阳性所见 (**c**)。

4. 放置切片中的抗原性减弱

免疫染色的阳性对照中一般会将石蜡切片做放置处理，这也是病理诊断操作上的重要一环。一般不会产生太大问题，但是部分抗原，特别是核内抗原在薄切切片后随着时间流逝，其抗原性会逐渐失活，即使加热处理后也很难再被修复。其典型的例子就是 Ki-67 (MIB-1)、p53 蛋白以及类固醇激素受体。对于此类抗原特别是 ER (estrogen receptor)、PgR (progesterone receptor)，应在需要时从石蜡块上薄切阳性对照切片，薄切片在 -20℃以下的冷冻环境下可长期保存[12]。

5. 石蜡切片的延展温度以及薄切后的干燥条件的影响

当局部观察到存在过氧化物还原酶的同工酶 [glutathi-one-S-transferase (GST) -pi] 以及抗癌剂 5-FU (5-fluorouracil) 的磷酸化（活性化）酶 (orotate phosphoribosyltransferase) 等细胞质内酶以及 CD8 的情况下，在石蜡薄切片后，在加热台

上延展，干燥温度会带来一定影响[13]（图6）。也就是说，延展温度在 70℃以上时抗原性会极端下降。此时，延展温度建议保持在 40℃。关于薄切后的切片干燥条件，40℃孵化器内保存 3 天后，乳癌及胃癌的 HER2 染色性会明显下降这种情况[14]。一般周五薄切的标本在周一染色等情况下容易发生这种情况，需要注意。

6. 高敏感度技术手法的陷阱

多数以结合过氧化物酶分子的高分子聚合物作为二次抗体的免疫染色 (EnVision 及 Simple Stain MAX)，确实拥有比传统间接法及 LSAB 法更优异的染色敏感度。而且，采用超高敏感度抗原检测法的 CSA 法与接下来提到的抗原性修复法相结合的方法后，以往福尔马林固定石蜡片上失活后无法证明的抗原（细胞黏附分子、淋巴球表面标志物等）重新又可染色[8]。CSA 法的有效性虽然很高，但是能用普通方法获得可染色抗体的话，建议还是用这些方法的结果，因为更稳定。一定要记住，高敏感度的方法在提高背景染

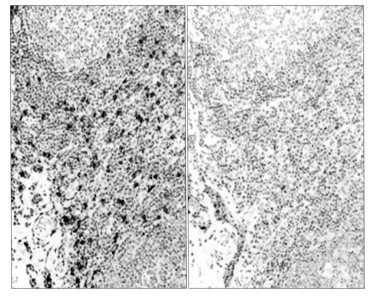

图6 薄切后切片延展温度对 CD8 免疫反应性造成的影响（**a**: 40℃ 20s 的延展；**b**: 70℃ 3s 的延展）

咽喉扁桃体的石蜡切片薄切后在加热台上展开。相比 40℃，70℃ 的 CD8 免疫反应性明显减弱。根据标志物观察，延展温度的影响较大。

色敏感度的同时，会使抗原定位更加扩散（例如：膜蛋白出现细胞质整体阳性）。另一方面，应注意采用 CSA Ⅱ法（用 FITC 化酪胺替代生物素化酪胺）情况下，抗体浓度偏高时可能会出现假阴性化[15]。

目前 DAKO 公司推出了一款用免疫组化判定法来发现大肠癌 EGFR（epidermal growth factor receptor）的染色盒——pharmDx™ 产品。但实际情况下，别说腺癌细胞，就连正常大肠黏膜上皮都很难被染色，该产品并不实用。为此，在此染色盒基础上，用 DAKO 公司产的 CSA Ⅱ替代二次抗体实用的 EnVision 后，阳性率和阳性细胞数都有大幅提升（**图7**）。而且其结果也同用其他单克隆抗体的 EGFR 免疫染色结果一致[16]。所以，收录保险对象是染色盒的一大问题点。

自动免疫染色装置一般会设定较高敏感度的抗原检测级别。例如，采用德国罗氏公司产的泛塔纳对标 ULTRA 实施乳癌及胃癌的 HER2 染色后，正常乳管及胃黏膜黏液被覆上皮有过度染色的迹象，如果不习惯，可能会误判为过度发现的假阳性。

7. 抗原修复法的陷阱

抗原修复法（antigen retrieval）是指，通过某种方法，使福尔马林的蛋白架桥反应过程中被屏蔽（抗体分子无法反应）的抗原决定基重新露出表层的前处理操作法。从方法上来看分为以下三大类。为防止前处理导致切片剥离，必须将切片贴附于硅烷处理片上[17]。

1）蛋白分解酶处理

通过蛋白酶 K、胰蛋白酶、链霉蛋白酶、胃蛋白酶、无花果蛋白酶等蛋白分解酶进行前处理，可以更好地复原检测出沉淀于肾小球中的免疫球蛋白及补足物。也用于证明部分 Type 4 collagen、层粘连蛋白及角蛋白中，也会因蛋白分解酶处理造成抗原性的减弱和失活［substance P 等的肽激素、B 淋巴球中细胞表面 IgD（immunoglobulin D）等］（**图8**）。

2）加热处理

将去石蜡切片浸入 10mmol/L 柠檬酸缓冲液（CB、pH6 或者 pH7）以及 1mmol/L EDTA（pH8）溶液中，用 60～121℃加热。加热方法有孵化器加热（60℃ 1 晚）、水槽加热（95℃）、微波炉加热（100℃）、热压罐加热（121℃）、高压锅加热（120℃左右）、蒸煮器加热等。除了核内抗原（Ki-67、p53 蛋白、ER/PgR）以外，膜蛋白［细胞表面标志物、上皮膜抗原（epithelial membrane antigen，EMA）、bd-2］、细胞骨骼蛋白（角蛋白、vimentin）、分泌蛋白（副甲状腺激

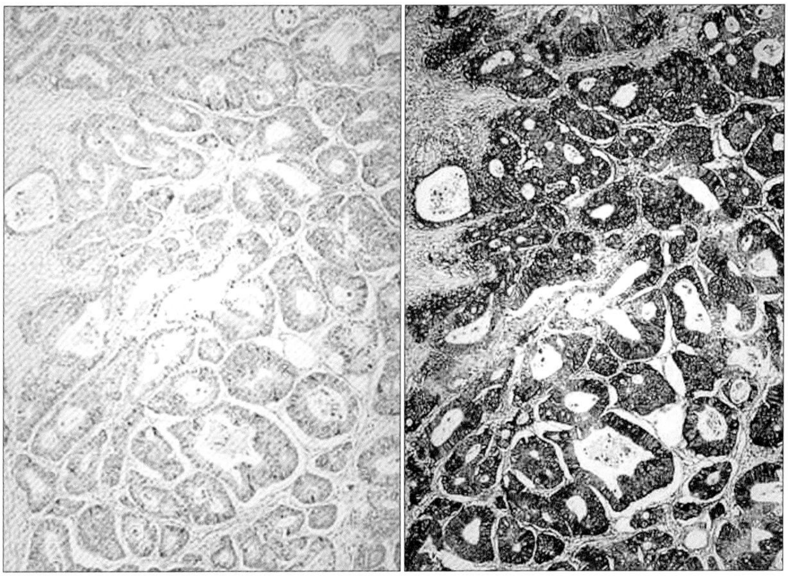

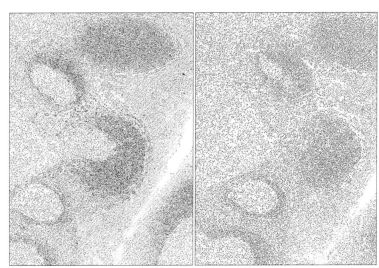

a | b

图7 高敏感度下免疫反应性的显著增强，大肠腺癌中的 EGFR 免疫反应性（**a**：DAKO 公司产 pharmDx 的染色；**b**：二次抗体置换为 CSA Ⅱ）

EGFR 阳性大肠癌为西妥昔单抗的分子靶向治疗对象。该泛用性盒装（二次抗体：EnVision）的染色敏感度不充分，阳性细胞数和阳性率都偏低，置换二次抗体后情况发生剧变。

a | b

图8 蛋白分解酶处理后抗原性减弱，福尔马林固定石蜡包埋的咽喉扁桃体中的 IgD 免疫反应性（**a**：未处理；**b**：蛋白酶 K 处理 15min，LSAB 法）

淋巴滤泡泡暗壳的小淋巴球中的表面 IgD 阳性所见，经过蛋白分解酶处理后明显下降。

素）等多种蛋白抗原性均得到修复。以往，被认为用石蜡切片才可稳定证明的肽激素，都可以通过加热处理实现抗原修复。在该操作下，可以用福尔马林固定石蜡包埋标本获得更多的与新鲜冻结切片同等的免疫染色结果。当然选择用于加热处理的溶液很重要。在细胞标本方面，对于 ER 及 p53 等的核内蛋白，加热处理同样具有抗原修复作用。因柠檬酸缓冲液及 EDTA 溶液具有成效，推测钙离子的螯合效应对于抗原修复机制来说非常重要。

单克隆抗体的反应在室温 30min 的情况下可强烈染色的 p53、Ki-67 及 ER，在室温或者 40℃ 反应 1 晚后，其免疫反应性可能会减弱或呈假阴性化。推测是由于加热处理后原本单链化的 DNA 在水溶液中逐渐复原为双链结构的现象所引起的。

在实施加热处理时，苏木紫更适用于核染色中。对双链 DNA 亲和性较高的甲基绿难以对加热切片（DNA 单链化）的核进行染色。如果用 EDTA 溶液进行加热处理的，那么苏木紫的核染色性会明显下降，因此可适当延长核染色

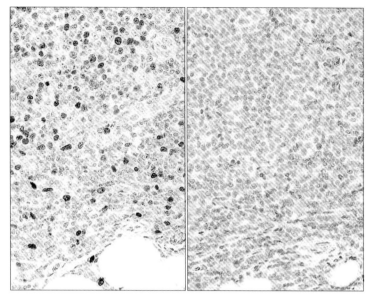

a | b

图9 恶性淋巴瘤中 Ki-67（MIB-1）染色的陷阱（**a**：10mmol/L 柠檬酸缓冲液、CB、pH6 中加热处理后，切片常温放置；**b**：加热处理后切片急剧冷却）
加热处理后的切片急剧冷却后，Ki-67 有时会呈现假阴性。考虑是加热后单链分离的 DNA 因急剧冷却复原为双链，导致抗体反应性恶化造成的。

的时间[18]。在柠檬酸缓冲液、pH7 的加热处理下，切片容易产生剥离。而且，也存在其他因加热处理使抗原性减弱或失活的抗原物质。

Ki-67 定位会因为加热后切片的处理方式不同而产生较大变化，需要留意。加热后的切片急剧冷却，相比缓慢恢复至室温的染色性能更差（**图9**）。标识二次抗体采用高分子聚合体（EnVision）的，可能会发生只有核分裂细胞的细胞质被染色的异常假阴性情况[19]。为此，建议用分子量较小的聚合物试剂（Envision Plus，EnVision Flex 等）。

3）其他修复法

已知的有针对脑内沉淀的 β- 淀粉样蛋白进行 100% 甲酸处理、针对 DNA 中人工导入的 BrdU（脱氧尿嘧啶核苷）进行盐酸处理，以及针对细胞质内肌动蛋白包裹体的碱（1%KOH）处理等。

免疫染色结果的判定[5]

1. 假阳性与假阴性

当染色结果为弱阳性时，究竟该判为假阳性（false positive）还是类阳性（equivocal positive），这是病理诊断的分歧点。作者曾经吃过一个大苦

头，就是采用胎盘碱性磷酸酶抗血清的免疫染色判断为弱阳性，从而把肺小细胞癌误判为胚细胞性肿瘤（精原细胞瘤）。一般情况下，肿瘤化细胞的染色性相比对应的正常细胞（胰岛素、嗜铬粒蛋白 A、Ⅷ因子关联抗原、免疫球蛋白等）要弱。

2. 免疫染色的特异性判定[5]

1）正确的细胞内抗原定位

细胞内定位性的观察，对免疫染色的特异性判断有积极作用（**图10**）。AFP(α-fetoprotein)、hCG 等的分泌蛋白会局部存在于粗面小胞体、Golgi 装置内，因此呈小泡阳性。肽激素与内分泌颗粒一样，呈现细颗粒状，S-100 蛋白、肌红蛋白、NSE（neuron-specific enolase）类细胞质内可溶性蛋白呈弥漫性细胞质内阳性（S-100 蛋白其核也经常呈阳性）。热激蛋白及 β- 链蛋白（β-catenin）其核也经常呈阳性的特点是会在细胞质与细胞膜间移动（**图11**）。膜蛋白沿着细胞膜呈阳性所见，Golgi 也会呈阳性。组织形态保留状态较好的石蜡切片中，此类细胞内定位可达到与冻结切片媲美的观察度，容易辨别出"假阳性"。Ki-67 及 PgR 类核内抗原当沿细胞膜呈阳性的情况下，只要淋巴球表面标志物及角蛋白局

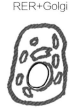
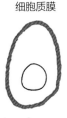
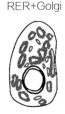

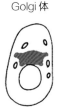
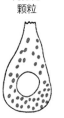

顶膜	基底膜	细胞膜 + RER+Golgi	细胞质膜	RER+Golgi	Golgi 体	内分泌颗粒
·CEA ·EMA ·ALP	·SC ·EGFR	·Leu 4 ·HLA-DR ·癌细胞中的 CEA, EMA SC, CA19-9	·Leu 1 ·LCA 精原细胞瘤中的 PALP	·免疫球蛋白 ·AFP ·HCG ·factor Ⅷ-RA ·活化垂体细胞催乳素	·SC、AFP ·EMA 特殊情况下的免疫球蛋白	·嗜铬粒蛋白 A ·血清素 ·多肽激素

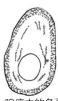

外分泌溶酶体	线粒体	细胞质基质	细胞核	细胞骨架		
·淀粉酶 ·细胞壁溶解酶 ·PAcP	·细胞色素 P-450	·S-100 蛋白 ·NSE ·前置扩散伪影	·DNA 聚合酶 α ·S-100 蛋白（偶然的） ·雌激素受体	·类癌中的角质白 间皮瘤 波形蛋白	·腺癌中的角蛋白 肝细胞 肌动蛋白	·角蛋白 ·波形蛋白 ·GFAP ·微管蛋白

图10 各种抗原物质的细胞内定位性

通过观察细胞内的抗原定位性，可以一定程度地认识到所使用的抗体的特异性。确认膜蛋白、核内蛋白、溶胶蛋白、细胞内小器官（Golgi 是核周围凝集块，粗面小胞体是细胞质内小胞，线粒体和激光溶菌体是粗大颗粒，内分泌颗粒是细小颗粒）一致的阳性图像。

部存在于核内的话，就可以明确是非特异性反应。

细胞质内的可溶性蛋白会根据固定条件不同，在核内产生移动的人工产物（例如肝细胞中的谷胱甘肽过氧化物酶）。遇到需要加热处理的抗原，其应局部存在于细胞膜内的物质，有可能会局部弥漫性存在于细胞质内。这些可以作为非特异性反应，但是在加热处理后实施 1% 的过碘酸处理的话，细胞质的阳性反应可能会受到制约。

2）抗体的特异性

对于免疫染色中使用的抗体的特异性，应在前期开展充分研究。厂家提供的信息虽然有参考作用，但是不能盲目信任。家兔抗血清中经常

会存在中间丝状体的自然抗体，比如因抗肌红蛋白抗体，表皮细胞及血管内皮细胞的细胞质被染色等情况。即使是单克隆抗体，也有可能会因小鼠腹水中的血清成分产生意料之外的交叉反应[7]。

小分子（半抗原）的抗体是使用结合了半抗原的载体蛋白制作而成的，因此抗血清中会混合存在载体蛋白的抗体。例如，牛甲状腺球蛋白用于载体蛋白的情况下，人甲状腺的滤泡上皮及胶体会被阳性染色[20]。免疫时使用的辅助剂中因含有结核菌成分，因此很多抗血清中都含有会对抗结核菌（抗酸菌）起反应的抗体。

3）抗体分子的特定细胞所造成的非特异性吸附

组织肥大细胞、内分泌细胞（胃泌素细胞）、

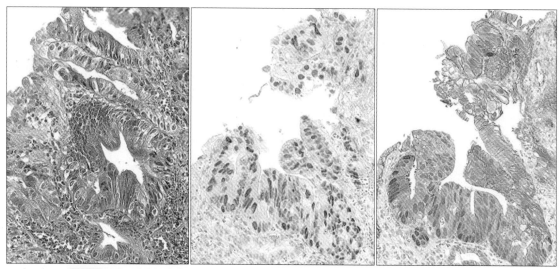

a | b | c **图11** 胃癌（分化性腺癌）中 p53 蛋白与 β–catenin 的定位（**a**：HE 染色；**b**：p53 蛋白；**c**：β–catenin）黏膜内癌的活检所见，p53 蛋白在核内发现。腺癌细胞内发现 β–catenin 的核内所见。部分（上方）的癌细胞内，β–catenin 在细胞膜上也有发现。

小脑浦肯野细胞、胃底腺壁细胞及乙肝病毒感染肝细胞等特定细胞及间质的胶原纤维很容易非特异性吸附抗体分子，这一点需要注意[7]。

4）阳性对照与阴性对照

免疫染色需要用正常动物血清及磷酸缓冲液替代一次抗体进行阴性对照。当同时用到多种抗体的情况下，抗体之间会产生相互作用，因此不需要正常动物血清进行阴性对照。而且采取合适的阳性对照也很重要，这项操作一般是作为否定抗体失活的技术确认操作。如果 vimentin（波形蛋白）、血管内皮标志物、上皮标志物等切片可确保阳性部位的，则无须再准备阳性对照切片。

穿刺活检的乳癌切片必须进行 ER、PgR、HER2 的免疫染色。根据作者的经验，在接受ER 阴性判定乳癌的第二诊疗意见时，癌周围的正常组织（非肿瘤性乳管）也会发生 ER 阴性的情况。获得未染色标本重新进行免疫染色后，乳癌细胞也和非肿瘤性乳管一样，ER 成为阳性。这种属于左右治疗方针的严重"假阴性"反应，

也让我们重新认识到了内源性对照的重要性。

3. 出现预料以外的结果时

HE 染色中出现与预测不同的免疫染色结果时，也是最大化发挥免疫染色意义的时刻。在再次挑战免疫组化解释之前，需要重新推敲一下染色与标志物的特异性。

例如，能否否定角蛋白阳性的恶性淋巴瘤、神经鞘瘤及恶性黑色瘤的可能性，以及知道怎样在浆细胞及骨髓瘤细胞中发现 EMA，这些都是避免误诊的关键[5]。

当临床诊断与病理诊断的结果大相径庭的时候就需要注意。此时，也不能完全否定其他标本的带入或者标本相互拿错的可能性。所以首先就需要对提交容器和石蜡块进行检查。对于血型物质的免疫染色会有一定成效。ABO 型及 Lewis型的糖链可在血管内皮细胞及上皮细胞中发现，因此可在石蜡切片上进行血型鉴定。用该方法证明活检样品是否存在拿错，可很大程度规避不必要的手术。这里，举一个前列腺穿刺活检中相互混合的癌症和非癌症识别病例（**图12**）。

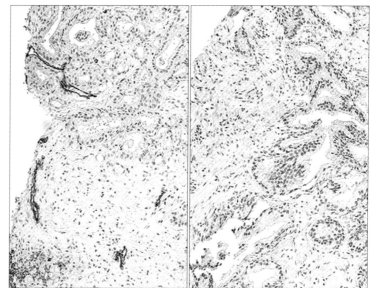

a | b

图12 血型物质的个人识别（A 血型以及 B 血型的 2 个病例的前列腺穿刺活检标本混合）（**a:** 对 A 血型物质的免疫染色；**b:** 对 B 血型物质的免疫染色）利用血管内皮细胞中发现的血型物质进行个人识别后，发现癌症只存在于 A 血型个体中，而不存在于 B 血型个体中。

使用患者血清的免疫染色：一种相比特异性，更侧重于敏感度的免疫染色

在普通的免疫染色中，一般会采用特异性较高的抗体来证明切片内目标抗原的准确性。这里，将围绕除特异性外，更侧重于敏感度的免疫染色使用方法，用病原体来举例说明。

1. 抗病原体抗血清表现出来的广域交叉反应性的运用

不分布于人组织中，在病灶内病原体数较多的病原体抗原适用于免疫染色。我们有时会遇到怀疑是感染症，但是缺乏临床信息，或者难以推测病原体的情况；此时，实施对 BCG、*Treponema pallidum*（梅毒螺旋体）、大肠菌、*Bacillus cereus*（蜡样芽孢杆菌）的家兔抗血清的免疫染色非常有助于筛查。这些抗血清表现出来的广域交叉反应性，可很好地定位炎症病变中的病原体。引起肉芽肿性乳腺炎的革兰氏阳性杆菌 *Corynebacterium kroppenstedtii*（克氏棒杆菌）可通过采用 BCG 抗血清、*Treponema pallidum* 抗血清的免疫染色在病变内确认。噬肉菌 *Vibrio vulnificus*（创伤弧菌）中 BCG 抗血清也会起到交叉反应。肠道螺旋菌症是 *Brachyspira aalborgi* 造成的感染症。黏附于大肠黏膜表面的螺旋菌对 *Treponema pallidum* 抗血清、BCG 抗血清及大肠菌抗血清均会引起反应 [21]（**图 13**）。

2. 恢复期患者血清的运用

感染症恢复期患者血清中的特异抗体可运用于组织切片内的病原体鉴定中。特别是可通过组织学方面确认到化脓、淋巴球浸润、肉芽肿形成等的生物反应的情况下，患者血清的利用价值就很高（可稀释 500 ～ 1000 倍）。此时，可使用酶抗体法间接法（高敏感度但是内源性 IgG 被染色后，敏感度会下降）。

一般情况下，抗原修复不需要前处理 [22]。在从临床上、流行病学上，以及检查上确定病原体诊断的情况下，就可在病变内证明该感染症的病原体。

在感染症无法得到有效诊断的情况下，血清所具备的特异性同样也无法明确。利用患者血清进行免疫染色后，可以让病变区域内的病原体可视化。而且，可以从其分布、大小及形状上推测病原体的性质。特别是对原虫疾病和蠕虫疾病类很有效。后者虽然对患者血清病原体的特异性不明确，但是可以成为证明病原体的高敏感度探针 [21]。

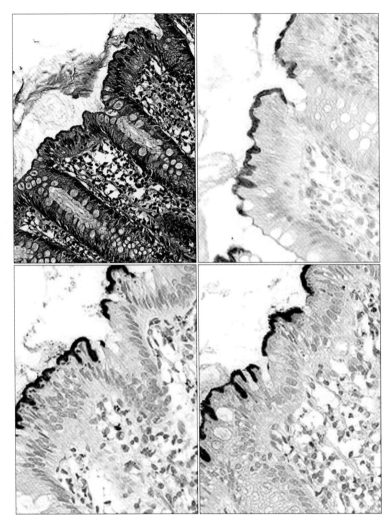

<table>
<tr><td>a</td><td>b</td></tr>
<tr><td>c</td><td>d</td></tr>
</table>

图13 肠道螺旋菌症（*Brachyspira aalborgi* 感染症）的活检诊断（**a**：HE染色；**b**：*Treponema pallidum* 抗血清的免疫染色；**c**：大肠菌抗血清的免疫染色；**d**：BCG抗血清的免疫染色）表现出黏附于大肠黏膜表面的嗜碱性螺旋菌对 3 种抗血清的交叉反应性。

血清也可以应用于利什曼虫病、隐孢子虫病、棘阿米巴病、口线虫病等（**图14**）。只要能成功证明特异性，那么下次就可以用在正常的追求特异性的免疫染色中。此时，关键点就是为了防止生化危险，不得使用乙型肝炎病菌、丙型肝炎病菌、人类免疫缺陷病毒（human immunodeficiency virus，HIV）、人类 T 细胞白血病病毒（human T-cell leukemia virus，HTLV）的载体血清。

除感染症以外，属于自我免疫疾病的 A 型胃炎患者血清中富含的抗质子泵（H⁺-K⁺ ATPase）抗体，可在石蜡切片上染出很明显的壁细胞[23]（可发现与细胞质内分泌小管相同的 C 字形阳性所见，**图15**）。

结语

如今，免疫染色已经达到非常高特异性的染色阶段。希望各位临床检查医生能作为技术专家，对标志物的正确选择以及结果判定，做出更深入的研究，而以病理医生为主的各种医生和研究人员，则希望能摆脱"染色技术全部交给专业人员即可"这种安逸的想法。关于病理诊断中的免疫染色应用方面，则要永远记住，只有做好如何对染色对象标志物进行染色、如何选择以及如何判断结果这三点，方可实现有效的免疫染色。因此，临床检查人员与医生、研究人员相互合作和协力也是非常重要的一环。

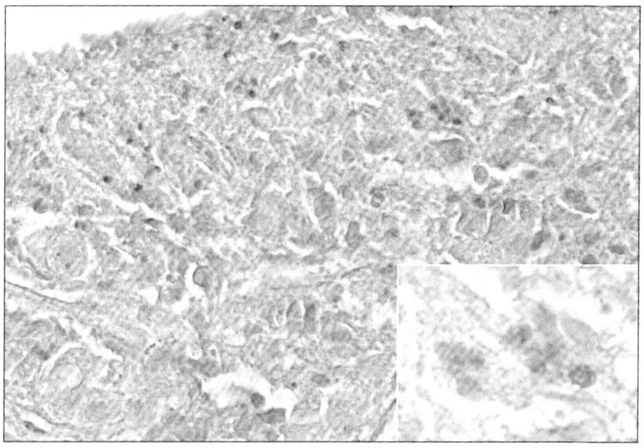

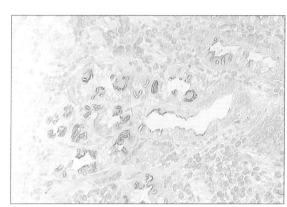

图14 对内脏利什曼虫病的肝活检实施患者血清免疫染色（酶抗体法间接法，插图：高倍率图）
肝脏中形成微小肉芽瘤，通过患者血清，可使类上皮细胞以及 Kupffer 细胞感染的球状粒子可视化。从尺寸上判断，原虫感染征兆明显，最终判断为内脏利什曼虫病（Kala Azar）。

图15 通过 A 型胃炎（自我免疫性胃炎）患者血清实施胃黏膜壁细胞的免疫组化证明
根据患者血清中所含的壁细胞抗体（抗质子泵抗体），可观测到与正常壁细胞的细胞质内分泌小管的膜上相一致的阳性所见。

参考文献

[1] 堤寛. 酵素抗体法による多重染色法. 名倉宏, 長村義之, 堤寛〔編〕. 渡辺・中根酵素抗体法, 改訂4版. 学際企画, pp 191-198, 2002

[2] 柳田絵美衣, 伊藤智雄. 免疫二重染色ギャラリー. 免疫組織データベースいむ〜の. http://immuno2.med.kobe-u.ac.jp/〔2017/5/31アクセス〕

[3] Tamakuma K, Mizutani Y, Ito M, et al. Histopathological diagnosis of Japanese spotted fever using formalin-fixed, paraffin-embedded skin biopsy specimens: usefulness of immunohistochemistry and real-time PCR analysis. Clin Microbiol Infect 18:260-267, 2012

[4] Tsutsumi Y. Demonstration of Epstein-Barr virus genome in archival paraffin sections of Hodgkin's lymphoma autopsied by Dr. Thomas Hodgkin nearly 170 years ago. Acta Histochem Cytochem 36:511-514, 2003

[5] 堤寛. 免疫染色結果の判定. 病理と臨 23:309-316, 2005

[6] Battifora H. Assessment of antigen damage in immunohistochemistry. The vimentin internal control. Am J Clin Pathol 96:669-671, 1991

[7] 堤寛. 光顕の酵素抗体法染色の実際. 名倉宏, 長村義之, 堤寛〔編〕. 渡辺・中根酵素抗体法, 改訂4版. 学際企画, pp 123-135, 2002

[8] 堤寛, 鴨志田伸吾. 免疫染色のコツ. 病理と臨 23:83-88, 2005

[9] Nakatani Y, Kitamura H, Inayama Y, et al. Pulmonary endodermal tumor resembling fetal lung. The optically clear nucleus is rich in biotin. Am J Surg Pathol 18:637-642, 1994

[10] Kamoshida S, Matsuoka H, Matsuyama A, et al. Reproducible and reliable immunohistochemical demonstration of thymidylate synthase in formalin-fixed, paraffin-embedded sections: Application of antigen retrieval in EDTA solution. Acta Histochem Cytochem 36:115-118, 2003

[11] Shimomura R, Tsutsumi Y. Histochemical identification of methicillin-resistant *Staphylococcus aureus*: contribution to preventing nosocomial infection. Semin Diagn Pathol 24:217-226, 2007

[12] Wester K, Wahlund E, Sundström C, et al. Paraffin section storage and immunohistochemistry. Effect of time, temperature, fixation, and retrieval protocol with emphasis on p53 protein and MIB1 antigen. Appl Immunohistochem Mol Morphol 8:61-70, 2000

[13] Kamoshida S, Sakamoto N, Matsuoka H, et al. Heat-assisted stretching of paraffin section on hot plate weakens immunoreactivity of orotate phosphoribosyltransferase. Acta Histochem Cytochem 38:69-74, 2005

[14] 山口大, 塩竃和也, 竹内沙弥花, 他. 病理標本の伸展および乾燥条件が染色性に与える影響. 検と技 41:698-702, 2013

[15] 塩竃和也, 宮瀬薫, 鴨志田伸吾, 他. CSAII法を用いた免疫染色において, 抗体濃度が高い場合に生じる偽陰性化の検討. 病理と臨 28:1213-1217, 2010

[16] Shiogama K, Wongsiri T, Mizutani Y, et al. High-sensitivity epidermal growth factor receptor immunostaining for colorectal carcinomas, compared with EGFR PharmDx™: a study of diagnostic accuracy. Int J Clin Exp Pathol 6:24-30, 2013

[17] 堤寛, 鴨志田伸吾. 抗原性賦活化法. 病理と臨 23:189-198, 2005

[18] 塩竈和也, 堤寛. 抗原性賦活化が核染色に及ぼす影響. 免疫染色玉手箱(ニチレイ), 2015 http://www.nichirei.co.jp/bio/tamatebako/

[19] 川井健司, 堤寛. MIB–1染色の落とし穴. 病理技術 59:20–21, 1999

[20] 堤寛. 抗体の性状と標識抗体. 名倉宏, 長村義之, 堤寛(編). 渡辺・中根酵素抗体法, 改訂4版. 学際企画, pp 33-73, 2002

[21] 堤寛. 感染症:細菌, 真菌, 原虫. 病理と臨 32(臨時増刊号): 306-319, 2014

[22] Tsutsumi Y. Histopathological diagnosis of infectious diseases using patients' sera. Semin Diagn Pathol 24:243-252, 2007

[23] Tsutsumi Y, Hara M. Application of parietal cell autoantibody to histopathological studies. Acta Pathol Jpn 35:823-829, 1985

Summary

Immunohistochemistry : Know Hows and Pitfalls

Yutaka Tsutsumi[1]

Immunostaining is an important and essential histochemical technique for analyzing the pathogenesis and making a histopathological diagnosis. The needs of immunostaining are prompted by technical development, commercial availability of various antibodies, increased knowledge of immunohistochemical markers, accelerated analysis of morphofunctional correlations, progress in molecular target therapy, and expectation of advanced histopathological diagnosis. However, immunostaining does have various pitfalls and caveats. We should learn from mistakes and failures. The present article describes various devices and technical points to keep in mind when performing immunostaining.

[1] Department of Pathology, Haruhi Respiratory Medical Hospital, Kiyosu, Japan

主题　临床医生应掌握的免疫组化染色的知识

针对上皮性肿瘤的免疫组化染色

——食道肿瘤的免疫染色

新井 富生[1]

松田 阳子

关 敦子

野中 敬介

柿崎 元恒

近藤 福雄[2]

相田 顺子[3]

田久保 海誉

石渡 俊行

摘要●食道肿瘤的病理组织诊断基础是通过 HE 染色标本观察其形态。但是，在部分肿瘤中，免疫染色也可以作为确诊或辅助诊断的重要依据之一。采用免疫染色诊断的情况下，活检样本与切除样本之间具有完全不同的意义。活检诊断下定性诊断最重要，免疫染色在扁平上皮癌、神经内分泌细胞癌、癌肉瘤、类基底细胞癌等的组织形式鉴定中很有效。另外，扁平上皮性肿瘤中 Ki-67、p53 的免疫染色对判断良性、恶性的作用也很大。另一方面，食道癌的切除样本下，一般较多在浸润深度、脉管侵袭、切断横截面的评估中会用到免疫染色。特别是内镜切除样本，在判断是否需要追加切除时，建议谨慎应用免疫染色法，仔细判断。

关键词　食道癌　免疫染色　扁平上皮癌　神经内分泌细胞癌　癌肉瘤

[1] 東京都健康長寿医療センター病理診断科　〒173-0015東京都板橋区栄町35-2
E-mail : arai@tmig.or.jp
[2] 帝京大学医学部附属病院病理部
[3] 東京都健康長寿医療センター研究所老年病理学研究チーム

前言

在食道上皮性肿瘤的病理诊断时，基本上采用肉眼以及 HE 染色标本进行观察。但是，众所周知，在实施肿瘤鉴定以及淋巴管侵袭认定时，参考免疫染色结果也具有积极的诊断意义。本文将针对食道上皮性肿瘤的病理诊断中如何实施免疫染色，以及其结果的应用做出说明。并且，会针对活检样本与包括内镜切除样本分别采用怎样不同的操作模式进行介绍。

活检样本下的免疫染色

病理医生一般通过观察内镜采集的小型组织进行病理诊断。此时，病变组织的定性诊断具有最重要的意义。下面依次按照应鉴定的一些疾病形态进行详细介绍。

1. 扁平上皮癌定性诊断中采用的免疫染色

食道内镜检查中怀疑是肿瘤性病变的情况下，会通过活检来鉴别是否属于良性。下食道有时会用活检来评估逆流性食道炎，但是食道活检的最主要目的还是良性、恶性的鉴别。从内镜检查诊断为晚期癌的病变中采集的活检样本一般都可以 HE 染色标本来直接诊断。但是，浅表性病变通过卢戈氏液染色后，从不染色或淡染色部分采集样本的，有时会很难诊断良恶性。HE 染色的鉴定点可参考其他资料，利用免疫染色的多层扁平上皮的良恶性鉴定法，也就是扁平上皮癌的定性鉴定法，一般包括 Ki-67 免疫染色与 p53 免疫染色（**图 1**）。

正常情况下，食道复层扁平上皮的基底细胞

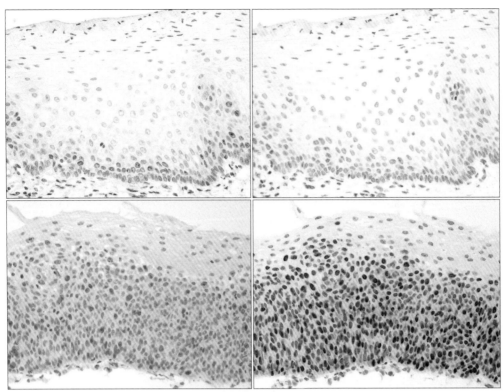

图1 正常黏膜（**a，b**）与食道上皮内癌（pT1a–EP癌）（**c，d**）的免疫染色像

正常黏膜下 Ki–67 阳性细胞不存在于基底细胞层内，旁基底细胞层内存在 1~3 层（**a**）。p53 阳性细胞一般不存在，但是偏弱阳性的细胞有时会少量散于基底细胞层、旁基底细胞层内（**b**）。另外，在上皮内癌（pT1a–EP癌）内，Ki–67 阳性细胞也会出现在基底细胞层内，并存在于旁基底细胞层到偏上方（**c**）。本病例中，p53 阳性细胞广域分布于表层附近（**d**）。

呈现 Ki–67 阴性，其正上方的旁基底细胞层内存在增生带，分布有 1~3 层的 Ki–67 阳性细胞[1]（**图 1a**）。炎症性病变上也同样有该趋势[2]。扁平上皮癌会在基底层内出现 Ki–67 阳性细胞的同时，阳性细胞会朝旁基底层向表层方向呈多层分布（**图 1c**）。另一方面，p53 免疫染色也可以作为扁平上皮癌诊断的辅助手段。非肿瘤性的复层扁平上皮一般 p53 为阴性（**图 1b**），而上皮内癌的约 70% 都为 p53 遗传基因变异的情况，免疫组化方面，也有约 80% 的上皮内癌在基底层到旁基底层内有大范围的过量 p53 细胞[3]（**图 1d**）。

2. 应与扁平上皮癌区别鉴定的疾病的免疫染色

角化趋势不明确的低分化扁平上皮癌，存在很难与类基底细胞癌、癌肉瘤、神经内分泌细胞癌、低分化腺癌、腺样囊性癌、恶性黑色

瘤等肿瘤的鉴定诊断问题。小型组织切片下也会有难以诊断的情况，有些肿瘤的治疗方针也完全不同，因此尽量做出确切的诊断就很重要。

类基底细胞癌是类似于基底细胞的癌细胞增殖形成的一种扁平上皮癌亚型，同一肿瘤内较多存在正常的扁平上皮癌。CK（cytokeratin）14 在食道复层扁平上皮的基底细胞层及固有食道腺导管中呈阳性（**图 2a**）。类基底细胞癌中据报道称 CK14 的阳性率较高，氮肿瘤细胞中未见得有弥漫性扩散，对于鉴别诊断上没有多少价值[4, 5]（**图 2b**）。另外，类基底细胞癌的特点是在其癌细胞巢周围或内部存在基底膜样物质。呈 PAS 阳性的该物质在免疫组织学上呈 collagen Ⅳ、laminin 阳性[5]（**图 2c，d**）。另外，呈 microcystic pattern 也是类基底细胞癌的特征之一。

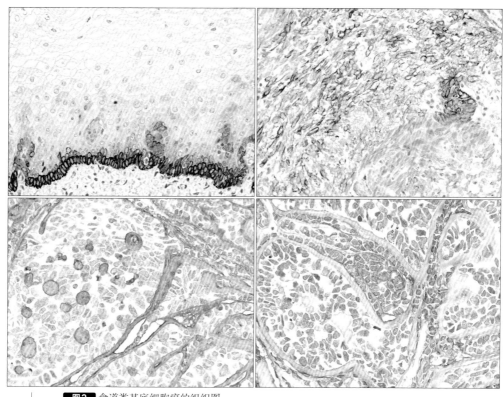

a	b
c	d

图2 食道类基底细胞癌的组织图

正常的食道复层扁平上皮中基底细胞层中 CK14 呈阳性 （**a**）。该 CK14 在类基底细胞癌中也会高概率阳性 （**b**）。另外，类基底细胞癌中，肿瘤细胞巢的周围和内部都有基底膜样物质存在，呈 collagen type Ⅳ 阳性 （**c**）及 laminin 阳性 （**d**）。

为此，如何与腺样囊性癌区分鉴别是一大课题。腺样囊性癌中，在免疫组织学上可确认分化至肌上皮细胞内，因此可以鉴别[5]。

神经内分泌细胞癌的恶性程度较高，活检诊断具备重要的临床意义。该肿瘤的诊断中，良恶性的判定相对容易，但有时会难以鉴别是否真的是神经内分泌细胞癌（**图 3a**）。此时，采用针对 chromogranin A、synaptophysin、CD56 的神经内分泌标志物的抗体（**图 3b ~ d**），观察细胞增殖功能的抗 Ki-67 抗体的免疫染色（**图 3e**）会比较有用。神经内分泌细胞癌在以上 3 种神经内分泌标志物下均显示阳性。另外，该肿瘤的增殖效能非常高，90% 以上的肿瘤细胞呈现 Ki-67 阳性。食道恶性黑色瘤与癌肉瘤均属于肉眼观察隆起型肿瘤。无色素性恶性黑色瘤的情况下，有时很难与癌肉瘤区别鉴定，

食道癌（癌瘤）的诊断有时会用活检方式。无色素性恶性黑色瘤的肿瘤细胞比较小的时候，难以通过 HE 染色标本来进行病理诊断[6]（**图 4a**）。此类情况下免疫染色有一定作用，恶性黑色瘤中若 S-100 蛋白质、melan-A（**图 4b**）、HMB45（**图 4c**）等均呈阳性，而上皮性标志物的 CK 等呈阴性就可以进行鉴别。癌肉瘤用下面切除样本的操作来说明。

切除样本下的免疫染色

1. 与扁平上皮癌并存的肿瘤成分

切除样本同样也可以实施与活检相同的组织性诊断，除此以外还有切除样本独特的评价项目。切除样本中因为可以对肿瘤整体进行搜索，因此会侧重于肿瘤中的异质化（heterogeneity）来实施免疫染色，比如看该肿瘤是否是单纯的扁平上皮

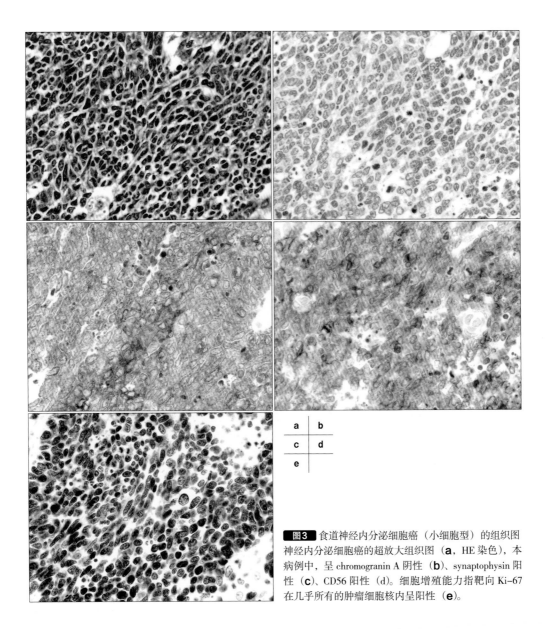

a	b
c	d
e	

图3 食道神经内分泌细胞癌（小细胞型）的组织图
神经内分泌细胞癌的超放大组织图（**a**，HE染色），本
病例中，呈chromogranin A 阴性（**b**）、synaptophysin 阳
性（**c**）、CD56 阳性（d）。细胞增殖能力指靶向 Ki-67
在几乎所有的肿瘤细胞核内呈阳性（**e**）。

癌，以及是否与类基底细胞癌、神经内分泌细胞癌、癌肉瘤等成分相并存等。神经内分泌细胞癌经常会和扁平上皮癌并存。通过观察 HE 染色标本来辨认各自的成分本身并不困难（**图5a**）。免疫组化性研究下可以明确两者的关系。可将 p40、p63（**图5b**）作为扁平上皮癌的标志物，来辨识扁平上皮癌成分，同时用 HE 染色标本判定为扁平上皮癌的区域内，也有可能存在神经内分泌细胞标志物呈弱阳性的肿瘤细胞（**图5c**）。

癌肉瘤是在正常的扁平上皮癌成分（癌瘤成分）的基础上，伴随纺锤状的肉瘤样成分的肿瘤（**图6a**）。较多情况下属于肉瘤样成分中不具备特异分化的"癌肉瘤"，偶尔会存在分化的真性癌肉瘤。向骨头、软骨、脂肪细胞的分化也可通过 HE 染色标本来辨识，而使用 desmin 及 S-100 蛋白质抗体后，可通过免疫组织确认向平滑肌细胞及末梢神经的分化情况。α-SMA（α-smooth muscle actin）不对平滑肌细胞具有特定性，不应该在只看到 α-SMA 阳性所见就诊断为平滑肌肉瘤成分[2, 7]。

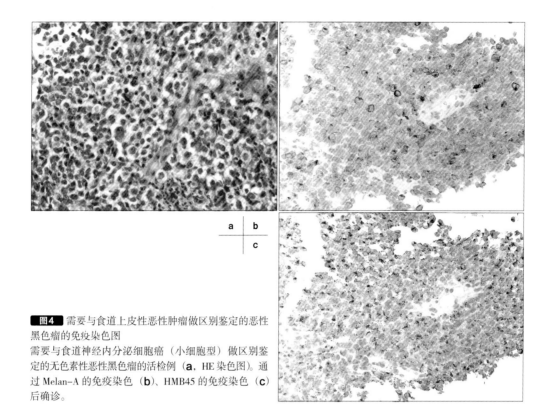

图4 需要与食道上皮性恶性肿瘤做区别鉴定的恶性黑色瘤的免疫染色图

需要与食道神经内分泌细胞癌（小细胞型）做区别鉴定的无色素性恶性黑色瘤的活检例（**a**，HE 染色图）。通过 Melan-A 的免疫染色（**b**）、HMB45 的免疫染色（**c**）后确诊。

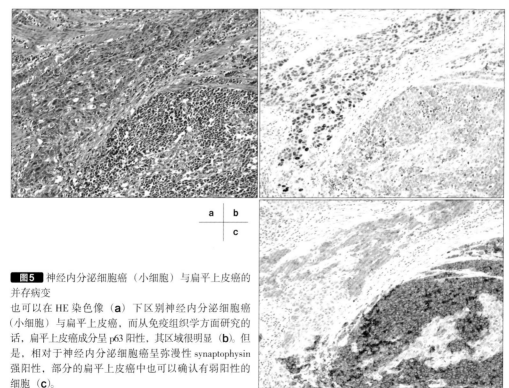

图5 神经内分泌细胞癌（小细胞）与扁平上皮癌的并存病变

也可以在 HE 染色像（**a**）下区别神经内分泌细胞癌（小细胞）与扁平上皮癌，而从免疫组织学方面研究的话，扁平上皮癌成分呈 p63 阳性，其区域很明显（**b**）。但是，相对于神经内分泌细胞癌呈弥漫性 synaptophysin 强阳性，部分的扁平上皮癌中也可以确认有弱阳性的细胞（**c**）。

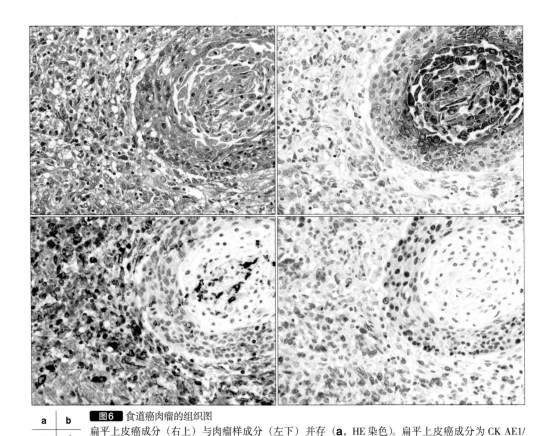

a	b
c	d

图6 食道癌肉瘤的组织图

扁平上皮癌成分（右上）与肉瘤样成分（左下）并存（**a**，HE 染色）。扁平上皮癌成分为 CK AE1/AE3 阳性（**b**），肉瘤样成分为 vimentin 阳性（**c**）。两种成分均在肿瘤细胞核内呈 p63 阳性（**d**）。

另外，一般情况下，上皮性的癌肿瘤成分的 CK 等上皮性标志物呈阳性（**图 6b**），肉瘤样成分的 vimentin 成分呈阳性（**图 6c**）。该肉瘤样成分来源于扁平上皮癌的可能性最高，实际上在扁平上皮癌中高阳性的 p63 在肉瘤样成分中同样也有较高阳性的规律（**图 6d**）。

2. 食道胃结合部癌中 Barrett 腺癌与胃贲门部癌的鉴别

食道胃结合部癌非单一的病态，包括 Barrett 食道腺癌、特别是 SSBE（short-segment Barrett's esophagus）中发生的食道下方腺癌与胃贲门癌。肿瘤的中心邻近于食道胃结合部位时，或者 SSBE 极其短的情况下，就很难区分 Barrett 腺癌还是胃贲门癌。目前正在研究从 CK7 与 CK20 的发现规律中找出免疫组织学方面来鉴别两者的方法 [8-10]，有报道称，Barrett 食道与 Barrett 腺癌的特有规律是 CK7 阳性、CK20 阴性（**图 7a，b**）。

但是，敏感度和特异度并不高，虽然有 90% 的 Barrett 腺癌都显示为该规律，但是胃贲门癌上也有同样存在 21% 的概率出现，因此其作用还存在局限性（**图 7c，d**）[11]。

3. 肿瘤的发展、脉管侵袭的相关评价

切除样本下浸润深度的评价是对病期判定方面相关的重要参数之一。较多情况下，HE 染色标本也可以做出此评估，但是黏膜肌层的平滑肌组织错综复杂，有时很难判断出浸润深度是仅限于黏膜层，还是已浸润至黏膜下层内（**图 8a**）。此时，采用抗 desmin 抗体的免疫染色法，勾勒出黏膜肌层后，可以有助于准确评估出肿瘤的浸润深度（**图 8b**）。

另外，抗 D2-40 抗体会对淋巴管内皮细胞起反应，可从免疫组织学上检测出淋巴管（**图 9**）。该染色法在内镜切除样本下的淋巴结转移的风险评估、追加切除必要性评估时有一定成效。

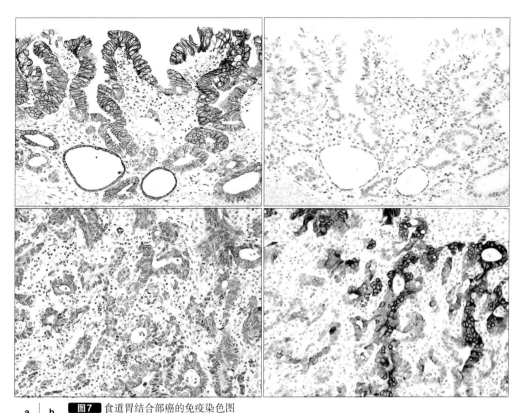

a	b
c	d

图7 食道胃结合部癌的免疫染色图

目前正讨论用 CK7 与 CK20 的染色模式，来鉴别 Barrett 腺癌与胃贲门癌的方法。Barrett 腺癌中可呈 CK7 阳性（**a**）、CK20 阴性（**b**）的染色模式。另一方面，胃贲门癌中 CK7（**c**）、CK20（**d**）两者均显示阳性的染色模式较多。

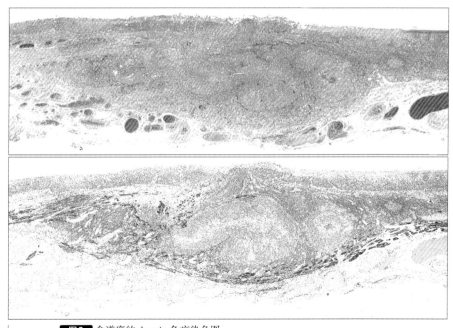

a
b

图8 食道癌的 desmin 免疫染色图

食道扁平上皮癌浸润于黏膜固有层内，但 HE 染色样本（**a**）下较难判定浸润深度。此时，可实施 desmin 免疫染色（**b**），可让黏膜肌层更明显，有助于判定浸润深度。

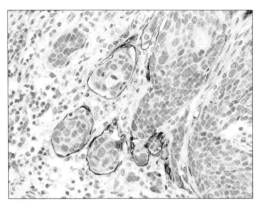

图9 食管癌侵袭淋巴管的免疫染色影像
发现了食管扁平上皮癌对存在于黏膜固有层中的 D2-40 阳性淋巴管进行浸润的影响。

2015 年 10 月出版的《食道癌操作规章第 11 版》[12] 中提到，内镜切除样本下的静脉侵袭评估必须同时采用 EVG（Elastica van Gieson）染色或者 VB（Victoria blue）染色，建议在淋巴管侵袭评估方面，采用免疫染色。免疫染色可以有助于从客观上对淋巴管侵袭做出评价。

结语

食道上皮性肿瘤的病理诊断中虽然免疫染色是具有积极作用的方法，但是在实际应用时也需要充分意识到其局限性。最确切的应用方法，应该边参考临床信息与肉眼所见，边充分观察基础的 HE 染色标本进行免疫染色。

参考文献

[1] 牛久哲男. 病理诊断に直结した组织学—食道. 病理と临 35（临增）:179-188, 2017

[2] 大桥健一. 各脏器, 疾患で用いられる抗体とその応用—食道. 病理と临 25（临增）:34-41, 2007

[3] Kobayashi M, Kawachi H, Takizawa T, et al. p53 Mutation analysis of low-grade dysplasia and high-grade dysplasia/carcinoma *in situ* of the esophagus using laser capture microdissection. Oncology 71:237-245, 2006

[4] Ohashi K, Horiguchi S, Moriyama S, et al. Superficial basaloid squamous carcinoma of the esophagus. A clinicopathological and immunohistochemical study of 12 cases. Pathol Res Pract 199:713-721, 2003

[5] Arai T, Aida J, Nakamura K, et al. Clinicopathologic characteristics of basaloid squamous carcinoma of the esophagus. Esophagus 8:169-177, 2011

[6] Arai T, Yanagisawa A, Kondo F, et al. Clinicopathologic characteristics of esophageal primary malignant melanoma. Esophagus 13:17-24, 2016

[7] 立石阳子, 大桥健一. 肿疡の鉴别に用いられる抗体（各脏器别）食道. 病理と临 32（临增）:102-108, 2014

[8] Ormsby AH, Goldblum JR, Rice TW, et al. Cytokeratin subsets can reliably distinguish Barrett's esophagus from intestinal metaplasia of the stomach. Hum Pathol 30:288-294, 1999

[9] Ormsby AH, Goldblum JR, Rice TW, et al. The utility of cytokeratin subsets in distinguishing Barrett's-related oesophageal adenocarcinoma from gastric adenocarcinoma. Histopathology 38:307-311, 2001

[10] Taniere P, Borghi-Scoazec G, Saurin JC, et al. Cytokeratin expression in adenocarcinomas of the esophagogastric junction : a comparative study of adenocarcinomas of the distal esophagus and of the proximal stomach. Am J Surg Pathol 26: 1213-1221, 2002

[11] 新井富生, 松田阳子, 滨保英树, 他. 食道胃接合部腺癌の病理学的な特徴. 胃と肠 50:1109-1117, 2015

[12] 日本食道学会（编）. 食道癌取扱い规约, 第11版. 金原出版, 2015

Summary

Application of Immunohistochemistry for Diagnosing Esophageal Epithelial Tumors —Immunohistochemistry for Diagnosis of Esophageal Tumor

Tomio Arai[1], Yoko Matsuda, Atsuko Seki, Keisuke Nonaka, Mototsune Kakizaki, Fukuo Kondo[2], Junko Aida[3], Kaiyo Takubo, Toshiyuki Ishiwata

Pathological diagnosis of esophageal epithelial tumors is based on the observation of the tumor's histological morphology using hematoxylin-eosin staining. However, IHC (immunohistochemistry) has often been used for the differential diagnosis of the tumor. The significance of IHC performed on biopsy specimens differs from that of IHC performed on resected specimens. In a biopsy specimen, it is very important to assess whether the lesion is malignant. In addition, IHC is useful for the differential diagnosis of the histological subtypes of the tumor, such as squamous cell carcinoma, neuroendocrine carcinoma, carcinosarcoma, basaloid squamous carcinoma, adenoid cystic carcinoma, and malignant melanoma. In a resected specimen, IHC is preferentially performed for the diagnosis of the histological subtypes of the tumor, depth of tumor invasion, and vessel invasion. In particular, IHC should be performed to examine endoscopically resected specimens to determine additional treatment.

[1] Department of Pathology, Tokyo Metropolitan Geriatric Hospital, Tokyo

[2] Department of Pathology, Teikyo University Hospital, Tokyo

[3] Research Team for Geriatric Pathology, Tokyo Metropolitan Institute of Gerontology, Tokyo

针对上皮性肿瘤的免疫组化染色

——胃肿瘤的免疫染色

九嶋 亮治[1]

摘要● 对于胃的上皮肿瘤性病变鉴别具有成效的免疫染色法，包括 Ki-67 染色与 p53 染色、为掌握遗传特质的分化标志物染色、特殊胃癌染色，以及其他重要免疫染色，本文将依次进行介绍。需要注意的是，Ki-67 与 p53 的染色结果不能过于偏信，因为 p53 蛋白只有在局部区域呈强阳性的情况下才具有诊断价值。基于分化标志物上的胃肿瘤特质发现，需要在充分理解胃上皮的多分化功能与肿瘤内多样性的基础上再做出解释。虽然这些免疫染色对于普通胃癌及腺瘤的诊断不是必不可少的，但在特殊型胃癌的诊断及转移性癌之间的鉴别方面，还是需要通过免疫染色来确认。除此以外，本文还将针对胃肿瘤诊断中具有成效且可在普通病理检查室内实施的免疫染色法进行介绍。

关键词　胃肿瘤　免疫染色　Ki-67/p53　特质　特殊型胃癌

[1] 滋贺医科大学临床检查医学讲座（附属病院病理诊断科）
〒520-2192 大津市濑田月轮町　E-mail : kushima@belle.shiga-med.ac.jp

前言

胃是普通医疗机构中实施最多的病理样本器官，较多情况下都可以通过 HE 染色标本来诊断，免疫染色的实施频率并不高。但是，在反应性变化与分化型癌之间的鉴别，特殊型胃癌的诊断及与转移性癌之间的鉴别方面，免疫染色能起到很大的作用。另外，随着放大内镜观察科技的发展，对于肠胃基因特质分类的要求也越来越高，为了能更好地掌握低分型肿瘤与超高分化腺癌类病变，以及做出正确的诊断，对于免疫染色的知识掌握与实践的重要程度也随之升高。

Ki-67 染色与 p53 染色

对于胃上皮性病变，想要鉴定"属于非肿瘤性还是肿瘤性？"，以及"肿瘤是腺瘤还是腺癌？"，一般都会采用 Ki-67（MIB-1）染色与 p53 染色，但不能过于相信。

1.Ki-67（MIB-1）染色

1）基础知识

Ki-67 是在细胞周期 G1、S、G2 以及 M 期内的核内发现的蛋白，在 G0 期（休止期）中没有发现，因此可作为细胞增殖的标志物之一。抗 Ki-67 抗体之一的克隆体应用范围很广泛，被称为 MIB-1 染色。可通过同一细胞集团中的阳性率以及 Ki-67（MIB-1）指数进行评估。

2）胃固有上皮中的发现模式

在固有上皮内，Ki-67 阳性细胞局部存在于腺颈部内（**图1**左侧），被称为增生（细胞）带，从这里向表层方向的腺窝上皮细胞，向深层的胃底腺、幽门腺细胞、内分泌细胞生长。如果背景存在炎症的，则 Ki-67 阳性细胞会增多，增生带也会扩大化，再生上皮内 Ki-67 阳性细胞显著增加，可能涉及全黏膜层。

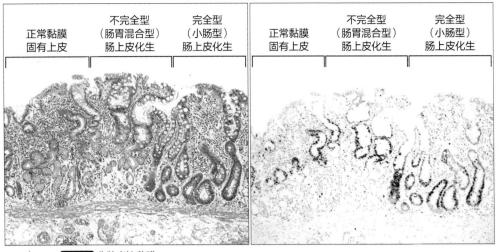

图1 非肿瘤性黏膜

a 萎缩性幽门腺黏膜，中央部位呈不完全型（肠胃混合型）肠上皮化生，右侧呈完全型（小肠型）肠上皮化生。

b Ki-67（MIB-1）染色。不完全型肠上皮化生中可见向深部的幽门腺细胞的分化，其上部分由细胞增殖带形成（中央部）。完全型肠上皮化生的增生带局部存在于腺窝底部（右侧）。

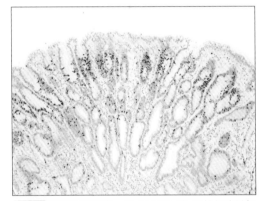

图2 肠型管状腺瘤，Ki-67（MIB-1）阳性细胞局部存在于腺管中上部位

在增生性息肉、隆起性糜烂、吻合口胃炎等常见的腺窝上皮增生中也会有增生带扩大现象。

3）肠上皮化生中的发现模式

与胃固有上皮不同，在完全型（小肠型）肠上皮化生中，Ki-67 阳性细胞局部存在于腺窝下方（**图1**右侧），在不完全型（肠胃混合型）肠上皮化生中，如深部出现幽门腺细胞的，则向此处上方形成细胞增生带（**图1**中央部）。

4）肿瘤性上皮中的发现模式

腺瘤：典型的肠型管状腺瘤，在上皮中上部形成增生带（**图2**），胃型管状腺瘤（幽门腺腺瘤）也会在表层附近局部存在 Ki-67 阳性细胞，表现出自上而下的细胞形态。

腺癌：腺管全层性出现增生活性，是癌诊断上重要的一个所见，HE 染色标本中的腺瘤病变，当 Ki-67 阳性细胞占据腺管全层的话，就有可能是癌（**图3**）。但是，除了癌中有增生带以外，上述非肿瘤性上皮也会有 Ki-67 阳性细胞的显著增生。印戒细胞癌的黏膜内病变中，Ki-67 阳性细胞局部存在于中下层，并呈层结构的情况较多。

2. p53 染色

1）基础知识

癌抑制基因 p53 的遗传基因产物。正常的 p53 蛋白（wild type）的半衰期很短，发现的细胞也较少，即使发现后也只有少量（薄）。但是，变异后的 p53 异常蛋白（mutant type）会在核内积累（发现增生）。

2）非肿瘤性上皮中的发现模式

固有上皮的腺颈部及完全型肠上皮化生的腺窝底部的增生带内，有可能会发现少量弱阳性细胞。再生上皮及不完全型肠上皮化生腺管也会

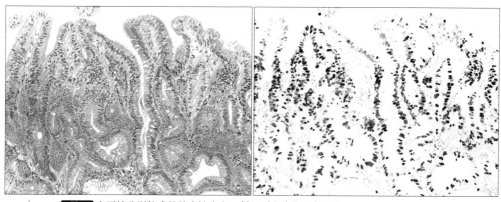

图3 良恶性鉴别较难的肿瘤性病变：低级别度分化型癌（1）

a 肠型与胃型的细胞混在，表层略呈绒毛状尖头。

b Ki-67（MIB-1）阳性细胞分布于腺管全层，无局部存在趋势。

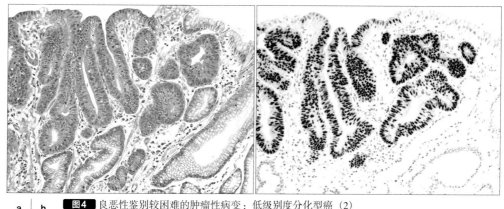

图4 良恶性鉴别较困难的肿瘤性病变：低级别度分化型癌（2）

a 表层分化偏少，有全层核极性紊乱。

b 肿瘤腺管中 p53 蛋白（DO7 抗体）弥漫性呈强阳性。

有 p53 阳性细胞的出现和增加，但反应性变化的情况下，一般 p53 阳性细胞只有在 Ki-67 阳性细胞区域内发现。

3）肿瘤性上皮中的发现模式

腺瘤：Ki-67 阳性细胞汇集的增生带中 p53 阳性细胞增加。

腺癌：当产生 HE 染色标本究竟是不是癌的疑惑时，一般情况下 p53 蛋白过量表现（强阳性）的细胞呈"弥漫性"分布，或者呈"区域性""腺管全层性"阳性的大部分图像，按照日本标准都可以视为癌（**图4**）[1]。但是，p53 阴性癌也有不少，较难诊断出来的被称为低级别度分化型癌以及超高分化腺癌的肿瘤几乎都是阴性的，因此 p53 染色起不到任何作用。即使是未分化型癌，

在出现层结构的印戒细胞癌的黏膜内病变（后述）内，也不会出现 p53 蛋白过多的情况。

特质的发现与分化标志物染色

肿瘤会模拟起源细胞的形态和功能。基本上发生在胃黏膜上的肿瘤具有类似于胃固有上皮型态的"胃型"特质，而发生在肠黏膜上的肿瘤具有类似于肠上皮型态的"肠型"特质。但是，如果起源细胞的黏膜（癌前状态、病变处）的特质，是在炎症或组织变形等正常（固有）黏膜转化形成的情况下，在那里发生的肿瘤特质，则有可能会与癌前状态、病变处相类似。

另外，同一肿瘤内也会发现存在多种特质，并且会随时间变化（经过）而变化。

1. 胃型特质发现标志物与非肿瘤性上皮上的发现模式

1) 基础知识

在胃底腺黏膜上，从局部存在 Ki-67 阳性细胞的增生带向表层方向分化为腺窝上皮细胞，而向深度方向分化为颈部黏液细胞、主细胞、壁细胞与内分泌细胞。在幽门腺（贲门腺黏膜）上则分化为向深部的幽门腺（贲门腺）细胞与内分泌细胞。针对上述不同细胞的典型蛋白，市面上有以下几类抗体可供选择。

MUC5AC：针对产生胃腺窝上皮细胞黏液的核蛋白抗体。也会用到 MUC5AC 相关的人胃黏液蛋白（human gastric mucin）（45M1），目前已经没有销售了。

MUC6：针对产生颈部黏液细胞（副卫细胞、假幽门腺细胞）、真幽门腺细胞、Brunner 腺细胞的黏液核蛋白的抗体。也会用到可识别Ⅲ型黏液的 M-GGMC-1（HIK1083），但与 MUC6 的染色姿态会有轻微不同[2]。

pepesinogen（pepsinA）：发现颈部黏膜细胞（副卫细胞、假幽门腺细胞）与主细胞。

anti-proton pump（H^+，K^+-ATPase）：作为壁细胞的标志物使用。

2) 非肿瘤性上皮上的发现模式

正常黏膜：MUC5AC/MUC6 的上下关系（层结构）很明显。部分主细胞内可同时发现 MUC6 与 pepsinogen I，而颈部黏液细胞具有主细胞前体细胞的迹象。

腺窝上皮增生：MUC5AC 阳性的腺窝上皮延长，在深部可见 MUC6 阳性的幽门腺细胞。

假幽门腺化生：也被称为颈部黏液细胞增生，共染 MUC6 与 pepsinogen I。

幽门腺化生：向真幽门腺化生（分化）的现象，呈 MUC6 阳性与 pepsinogen I 阴性。

肠上皮化生：不完全性肠上皮化生情况下，可发现胃型特质。

2. 肠型特质发现标志物与非肿瘤性上皮上的发现模式

1) 基础知识

正常胃黏膜下，基本上不会发现肠型特质。在肠上皮化生与较多的上皮性肿瘤情况下可发现肠型特质。

MUC2：针对肠杯状细胞核蛋白的抗体。

CD10：母细胞化 B 细胞等的标志物，在消化管上皮上只在小肠上皮的刷状缘上呈阳性。

CDX2：源于与肠黏膜分化相关的同源框基因的蛋白，即使其内未发现 MUC2 及 CD10 等，在胃黏膜及其肿瘤上也可发现往肠方向分化的迹象，即使"黏液"特质完全胃型，也有可能发现 CDX2。

2) 非肿瘤性上皮上的发现模式

完全型肠上皮化生：也被称为小肠性肠上皮化生，杯状细胞与吸收上皮内分别可发现 MUC2 与 CD10（**图 5**）。

不完全型肠上皮化生：也被称为胃肠混合型化生，不再发现 CD10，MUC2 阳性杯状细胞局部分散存在于 MUC5AC 阳性胃腺窝上皮内（杯状细胞化生）。隐窝底部也可发现 MUC6 阳性的幽门腺细胞。

3. 胃型、肠型的特质发现标志物与肿瘤性上皮上的发现模式

1) 基础知识

（1）胃溃疡特质的发现

采用免疫染色来发现胃溃疡特质，主要通过与上述发生源细胞的非肿瘤性上皮上的各种胃型、肠型的特质发现模型之间比对来实现的。HE 染色切片中只要发现类似于胃固有上皮的胃型特质发现标志物的话，就属于"胃型"肿瘤，只要发现类似于肠上皮化生的肠型特质发现标志物的话，就属于"肠型"肿瘤。如果这些所谓的"类似性"程度极其高，那么就可以形容为"超（极）高分化（very/extremely well differentiated）"。这类肿瘤一般很少呈现出细胞异型性（核异型性），因此在前缀词中也会采用"低级别（low grade）"。在胃癌操作规程（只看形态）的组织学分类中，即使在诊断为"中分化"管状腺癌（Tub2）的情况下，从细胞分化的角度来看，也可被称为超（极）高分化腺癌（very/extremely well differentiated adenocarcinoma），为了避

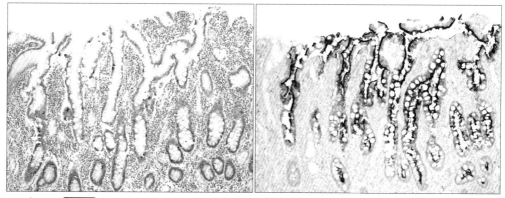

a | b

图5 完全型（小肠性）肠上皮化生的特质发现
a 杯状细胞内发现 MUC2。
b 吸收上皮细胞内发现 CD10。

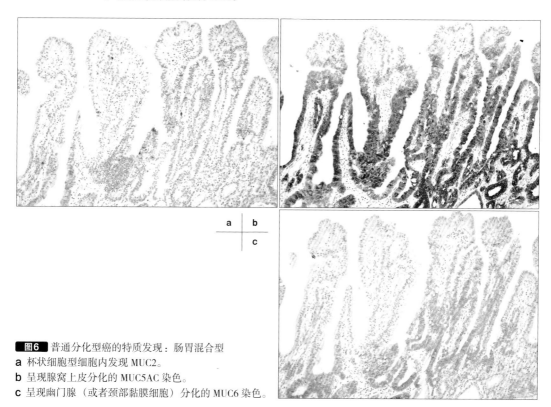

a | b
　 | c

图6 普通分化型癌的特质发现：肠胃混合型
a 杯状细胞型细胞内发现 MUC2。
b 呈现腺窝上皮分化的 MUC5AC 染色。
c 呈现幽门腺（或者颈部黏膜细胞）分化的 MUC6 染色。

免误解和混乱，作者建议采用"低级别分化型胃癌"的称谓[3]。

（2）胃上皮性肿瘤的分类

HE 染色切片的组织学所见中，会根据胃型与肠型的各类标志物存在情况，将胃上皮性肿瘤分为"完全胃型""完全肠型""胃肠混合型（偏胃型或者偏肠型）""无法分类"等几种[4-6]。

胃癌的大半都属于胃肠混合型（图6）。

（3）多样化特质的发现

一般按 MUC2、MUC5AC、MUC6 与 CD10 染色分类的情况较多，但根据情况即使在完全胃型中也有可能染成 CDX2，从严格意义上来应归属于胃肠混合型。而且胃型肿瘤因其构成因素之多，还可进一步细分为"腺窝上皮型""幽门腺

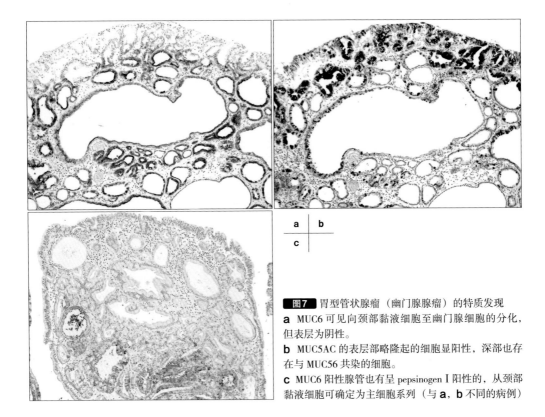

a | b

c

图7 胃型管状腺瘤（幽门腺腺瘤）的特质发现
a MUC6 可见向颈部黏液细胞至幽门腺细胞的分化，但表层为阴性。
b MUC5AC 的表层部略隆起的细胞显阳性，深部也存在与 MUC56 共染的细胞。
c MUC6 阳性腺管也有呈 pepsinogen I 阳性的，从颈部黏液细胞可确定为主细胞系列（与 **a，b** 不同的病例）

型""胃底腺型"甚至"胃底腺黏膜型"等 [7-9]。因此，在确定为某种类型之前，应理解胃固有黏膜本来就会存在多样化分化，并可发现多种特质这一点 [9]。

2）主要呈现胃型特质的肿瘤

（1）低级别化胃型肿瘤

从组织学所见与发现免疫特质上来看，后述的 3 个亚型已经是确立的疾病概念，存在腺瘤、腺癌和非典型性增生（dysplasia）等多种称谓。并且，也有一些肿瘤组织图像会出现混合以上 3 种特征的情况，一般只要掌握正常的胃固有黏膜（特别是胃底腺黏膜）的细胞增殖与分化模型的话，就能很好理解了。只有对于典型的肿瘤，需要用下列诊断名称来标注。

胃型管状腺瘤（幽门腺腺瘤）：基本模型为，由向颈部黏液细胞（假幽门腺细胞）分化迹象的细胞组成，大小腺管密集分布于狭小的间质内（**图7a**），且表层部位被呈略隆起状的腺窝上皮性细胞（MUC5AC）覆盖（**图7b**）。

i）深部细胞也会发生较多与 MUC5AC 共染的情况。虽然其名为幽门腺腺瘤，但在胃底腺黏膜内的颈部黏液细胞为主细胞的前体细胞，因此也有可能被染成 pepsinogen I 或 MIST–1（**图7c**）[10]，不应草率判断为胃底腺黏膜性质。

ii）胃底腺型肿瘤（胃底腺型胃癌）：与幽门腺腺瘤同样，由颈部黏液细胞分化为主细胞系列细胞组成的低级别型肿瘤，MUC6 与 pepsinogen I 被染成不同程度（**图8a，b**）[7]。在欧美国家较多被称为泌酸腺息肉（oxyntic gland polyp/adenoma）[11]。

可时不时发现 anti-proton pump（H+，K+–ATPase）阳性的壁细胞型细胞（**图8c**）。原则上不会发现向表层腺窝上皮的分化，所覆盖的 MUC5AC 细胞为非肿瘤成分。当然也有一些说法是将 MUC5AC 阳性覆盖上皮也视为肿瘤成分，并将其称为胃底腺黏膜型癌 [8]。

iii）腺窝上皮型肿瘤（腺窝上皮性癌）：MUC5AC 阳性的胃腺窝上皮性细胞呈密度较高的管状至乳头状 / 绒毛状结构增殖（**图9a，b**）。

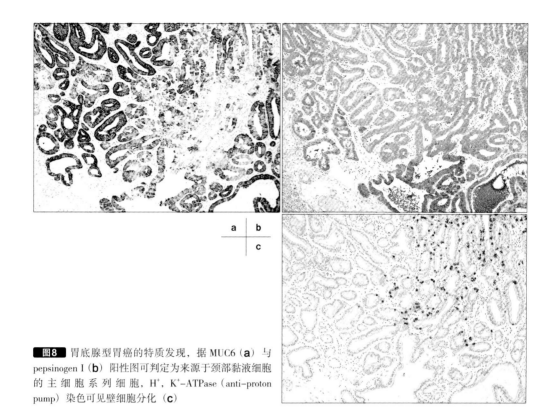

a | b
c

图8 胃底腺型胃癌的特质发现，据 MUC6（**a**）与 pepsinogen I（**b**）阳性图可判定为来源于颈部黏液细胞的主细胞系列细胞，H⁺，K⁺-ATPase（anti-proton pump）染色可见壁细胞分化（**c**）

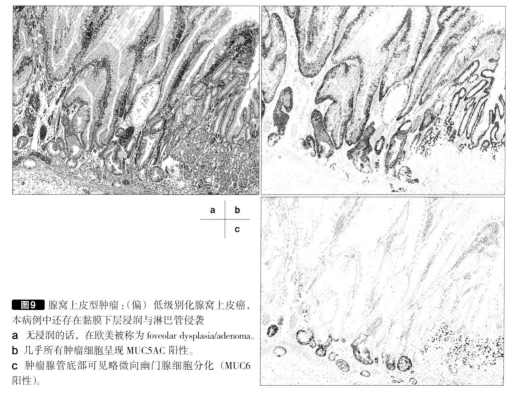

a | b
c

图9 腺窝上皮型肿瘤：（偏）低级别化腺窝上皮癌，本病例中还存在黏膜下层浸润与淋巴管侵袭
a 无浸润的话，在欧美被称为 foveolar dysplasia/adenoma。
b 几乎所有肿瘤细胞呈现 MUC5AC 阳性。
c 肿瘤腺管底部可见略微向幽门腺细胞分化（MUC6 阳性）。

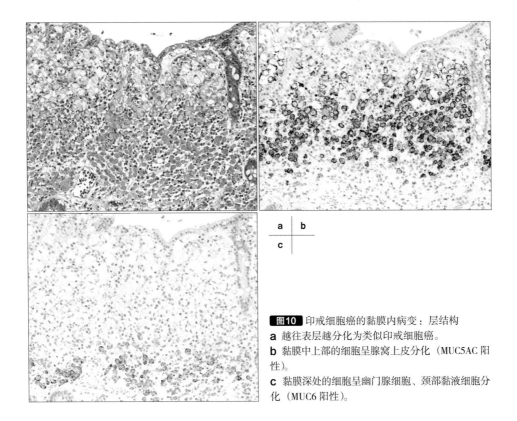

图10 印戒细胞癌的黏膜内病变：层结构

a 越往表层越分化为类似印戒细胞癌。

b 黏膜中上部的细胞呈腺窝上皮分化（MUC5AC 阳性）。

c 黏膜深处的细胞呈幽门腺细胞、颈部黏液细胞分化（MUC6 阳性）。

核异型性情况较少，还不至于需要与腺窝上皮增生之间做出明确鉴别。

在欧美，只要无浸润现象的都称为 foveolar dysplasia，有区域性隆起病变的称为 foveolar adenoma[12]。用其他染色法后，上皮深层被染成 MUC6 的情况较多（**图9c**），此时，严格意义上讲属于"偏"腺窝上皮型[9]。

（2）胃型腺癌 NOS（not otherwise specified）

MU5AC 与 MUC6 在较多情况下，是不规则表现的。MUC6 发现部位中较多会同时发现 pepsinogen I。如上所述，MUC2 与 CD10 即使是阴性，也有可能染成 CDX2，严格意义上来说不能称之为胃型。

细胞的异型性有从低级别型到高级别型的。对于低级别型癌，如果无法准确套用上述低级别胃型肿瘤的 i）～iii）项目的，那就不应该草率将其归纳为某某型，只简单称之为胃型腺癌即可。

（3）印戒细胞癌的黏膜内病变

印戒细胞癌的黏膜内病变中，会呈现"分层结构"，即在上方为汇集了细胞内黏液的 MUC5AC 印戒型细胞，在下方为 MUC6 阳性的幽门腺、颈部黏液细胞型的小型细胞，在两者中间则局部分布 Ki-67 阳性增殖细胞（**图 10**）[13]。在分层结构可维持的情况下横向发展，很少会出现往深处浸润的趋势。有报道称，未感染 *Helicobacter pylori* 细胞中呈褪色区域显示的印戒细胞癌，此类趋势非常明显[14]。

3）主要发现肠型特质的肿瘤

（1）低级别型肠型（小肠型）肿瘤

i）肠型管状腺瘤：平整的管状腺管密集增殖。由 MUC2 阳性的小型杯状细胞与管腔侧发现 CD10 的吸收上皮性细胞组成（**图 11**）[15]，隐窝底部也有可能发现 Paneth 细胞。在腺管终结部位细长核呈略微假性重叠化，Ki-67 阳性细胞局部存在于该部位（**图 2**）。如 MUC5AC/MUC6 阳性的胃型细胞混合情况明显，则考虑为低级别型癌。

ii）肠型低级别肠型（超高分化）腺癌，相

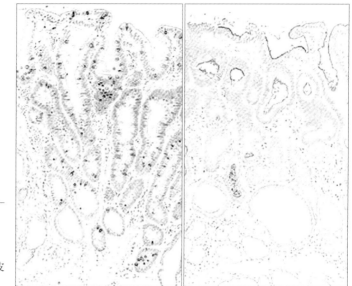

a | b

图11 肠型管状腺瘤的特质发现
a 小型杯状细胞呈 MUC2 阳性。
b 杯状细胞以外呈 CD10 阳性，并向吸收上皮
分化。

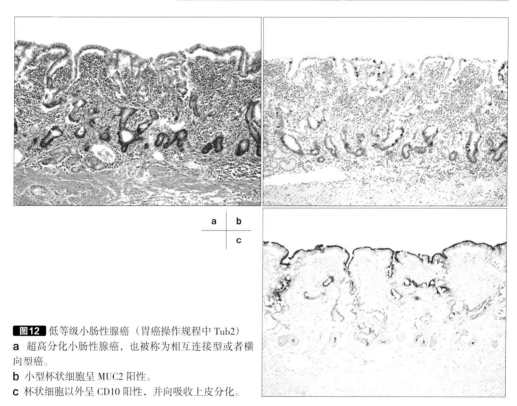

a | b
——
c

图12 低等级小肠性腺癌（胃癌操作规程中 Tub2）
a 超高分化小肠性腺癌，也被称为相互连接型或者横
向型癌。
b 小型杯状细胞呈 MUC2 阳性。
c 杯状细胞以外呈 CD10 阳性，并向吸收上皮分化。

互连接型：类似于由 MUC2 阳性的小型杯状细胞
与管腔侧发现 CD10 的吸收上皮性细胞组成的肠
上皮化生的腺窝，往横向吻合状增殖（**图 12**）。
并同时混在 Paneth 细胞，Ki-67 阳性细胞局部存
在于腺管下方。胃型特质（MUC5AC、MUC6 阳性）

混在的情况下，据说容易变化为低分化腺癌[16]。

　iii）肠型低等级（超高分化）腺癌，非相互
连接型：可见与 ii）同样的小肠性特质（MUC2、
CD10 阳性）的肠上皮化生类似腺管保持低细胞
分级和结构分级样往深处浸润（**图 13**）。较多为

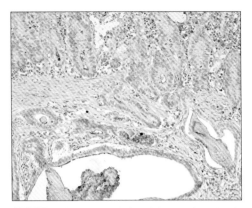

图13 低等级小肠性腺癌，非相互连接型（胃癌操作规程中的 Tub1）的 CD10 阳性图

晚期癌发现，此时，伴随黏膜下层的纤维化，肉眼呈火山口状观测图[9]。

（2）肠型腺癌 NOS

可发现 MUC2 及 CD10，但在 MUC5AC 及 MUC6 为阴性的管状腺癌或乳头腺癌中，有低分级到高分级的各种分型。

有助于特殊型胃癌诊断的免疫染色

1. 内分泌细胞（神经内分泌）肿瘤

参照岩渊等的文章（P71 ~ P80）。

2. 胚细胞类肿瘤

会产生 AFP（α–fetoprotein），并往胚细胞成分分化的肿瘤中，组织学上有胚芽型消化道上皮类癌（carcinoma with enteroblastic differentiation）、肝样腺癌（hepatoid adenocarcinoma）、卵黄囊肿瘤类癌（yolk sac tumor like carcinoma）。因血管侵袭性较强，因此准确诊断很重要。胚芽型消化管上皮类癌的发生率很高，但一般会和肝样腺癌混在，因此难以区别。作者还未诊断过明显的卵黄囊肿瘤类癌。胚芽型消化道上皮类癌的特点是胞体颜色清淡透明，需要与胃型腺癌 NOS 做出鉴别。

较多情况下，会用"多情况产生肿瘤"这种功能性名称来概括称呼，但从免疫组织学上来说，AFP 产生细胞还未得到有效证明。从经验上来看，AFP 免疫染色的敏感度虽低，但特异性较高，只要稍有一些发现细胞即可判定为阳性（图14）。与 AFP 呈类似发现模型的癌胚性抗原，目前关注度较高的有 glypican3 与 SALL4，敏感度和特异度都很高（图15）[17, 18]。glypican3 与 AFP 同样，是在胚期肝脏、消化管组织、肝母细胞瘤、肝细胞癌、卵黄囊肿瘤上共同发现的胚芽型蛋白。另一方面，SALL4 可同时在胚芽期的消化管组织和卵黄囊肿瘤中发现，但肝细胞类肿瘤下却不可发现，这一点与 AFP 及 glypican3 有所区别。

3.EBV 相关胃癌

5% ~ 10% 的胃癌中可在癌细胞内确认到 EBV（Epstein–Barr virus）的潜伏感染，也被称为 EBV 关联胃癌[19]。EBV 相关胃癌相比非关联性胃癌来

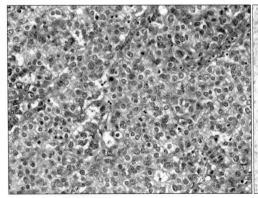
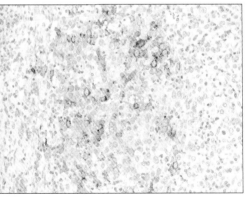

a | b　图14 肝样腺癌
a 需要与普通型的充实型低分化腺癌（por1）及内分泌细胞癌（神经内分泌癌）做出鉴别诊断。
b AFP 免疫染色下呈阳性。

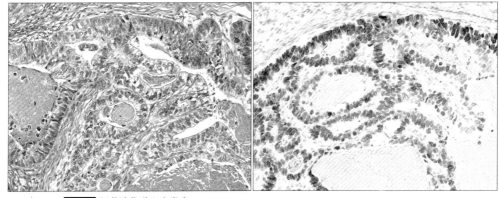

a | b **图15** 胚芽消化道上皮类癌
a 清淡透明的细胞质组成的管状、乳头状结构，需要与胃型腺癌 NOS 做好鉴别诊断。
b SALL4 呈核内强阳性。

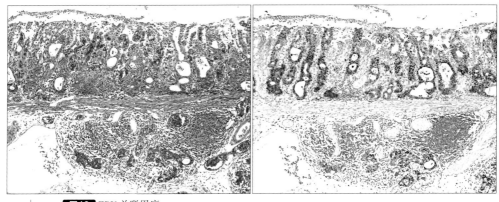

a | b **图16** EBV 关联胃癌
a 黏膜内呈管状腺癌、黏膜下层呈低分化腺癌的组织像，而肿瘤周围与肿瘤上皮内的淋巴球浸润明显。
b EBER1 在肿瘤整体核内呈阳性状。

说，淋巴结转移率较低，并预 α 后良好。如见到类似于淋巴球浸润癌般的病症，那需要立即执行 EBER1（EBV-encoded RNA1）in situ hybridization，调查肿瘤细胞的 EBV 感染情况（**图16**）。分化型癌中如果存在上皮内淋巴球浸润明显的肿瘤（特别是呈跑道状分布的）的，也应该尝试做 EBER1。

其他重要的免疫染色

1. 乳癌的胃转移鉴别

作者曾遇到过在对原发性胃癌与乳癌的胃转移之间进行鉴别时，内镜及组织学上方面存在问题的病例。当考虑为乳癌转移的情况下，雌激素受体（estrogen receptor，ER）、孕激素受体（progesterone receptor，PgR）、GATA3、GCDFP-15、mammaglobin 等呈阳性[20]。如果只能选一种，那可以采用很多市面上病理检查室普遍使用的 ER 方法。在 20 世纪内，也有在有些胃癌中发现 ER 的报道，但是如今市面上的 ER 抗体，一般不会在胃癌中发现。或者也可以采用最近出现的 GATA3 抗体。胃癌的消化道转移整体情况可参照菅井等的文章（P81-P95）。

2. 胃肿瘤中的细胞角蛋白（cytokeratin，CK）发现

腺癌鉴别中，会频繁用到 CK7 与 CK20 的染色，但胃癌中不存在 CK7/CK20 的特异性发现模式。潜在于肉芽组织内及黏膜深处，难以与炎症细胞相鉴别的印戒细胞、低分化腺癌的定性诊断中，泛 CK（AE1/AE3）染色比较有效（**图17**）。

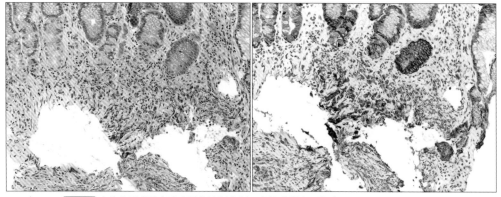

a | b　**图17** 未分化型癌的高难度活检诊断病例，内镜诊断为 4 期癌

a 黏膜深处内有可疑的细胞集团。

b CK（AE1/AE3 抗体）染色后可明确细胞集团为上皮性。

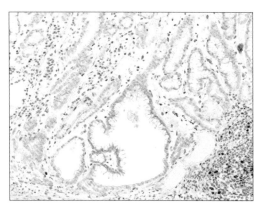

图18 疑似 MSI-high 的胃癌，MLH1 染色（图像）与 PMS2 染色下，肿瘤部分未染色，特质发现模式为偏腺窝上皮型，浸润至黏膜下层

3. 免疫染色中微卫星不稳定性（MSI）的推测

当修复 DNA 不匹配的遗传基因（MLH1、MSH2、PMS1、PMS2、MSH6）发生异常后，基因组上的 1～6 碱基的反复单位排列组成的反复排列——微卫星异常会逐渐积累，产生微卫星不稳定性（MSI）。伴有生殖细胞系列的不匹配修复遗传基因异常的肿瘤，有遗传性肿瘤综合征的 Lynch 综合征，偶发性肿瘤中也会有起因于不匹配修复基因异常的肿瘤。不匹配修复基因异常的定性方法普遍都采用 PCR（polymerase chain reaction）下的 MSI 检查，但其大部分也可通过免疫染色发现不匹配修复蛋白的缺失来进行检测。4 种不

匹配修复蛋白（MLH1、MSH2、PMS2、MSH6）的抗体市面上都有销售，肿瘤部分 PMS2 与 MLH1 为阴性的话，那么属于偶发性 MSI-high 肿瘤的可能性较高，MSH2 与 MSH6 为阴性的话，推测为 Lynch 综合征[21]，后者的染色应谨慎实施。在胃肿瘤中，细胞异型性较低的腺窝上皮型肿瘤对 PMS2 与 MLH1 的发现丢失较多（**图18**）。

4. 针对 ESD 样本的常规染色法

对于肿瘤的深度诊断上很难只用 HE 染色切片来判断的标本，为了更准确测量黏膜下层浸润距离，建议采用 desmin 染色来定性黏膜肌层（参照 Q&A）。desmin 染色除了对诊断深达程度以外，对肿瘤内溃疡瘢痕的判定也有作用。

另外，对于黏膜内癌伴有低分化腺癌成分，以及有该趋势的肿瘤，或者向黏膜肌层内至黏膜下层内浸润的，应该用 D2-40 免疫染色与弹性纤维染色，对淋巴管内皮与静脉壁的弹性纤维做可视化处理（参照 Q&A）。

5. 伴随诊断

与分子靶向药物的适用直接相关的伴随诊断〔HER2（human epidermal growth factor receptor2）检查〕可参照永妻等的文章（P113–P119）。

结语

反复重申，在对免疫染色结果解释时，应

注意该免疫染色侧重于正常、非肿瘤上皮的上皮性肿瘤；在非肿瘤上皮中虽有序但呈多样化细胞分化。将其细胞分化程度做可视改良，更便于发现其特质性，胃肿瘤最大的特点，就是肿瘤存在多样性。希望能灵活运用特殊性胃癌诊断必备的免疫染色，以及这里介绍的其他各种免疫染色法，为胃肿瘤的准确诊断做出贡献。另外，需要认识到临床医生的样本处理及固定法会对免疫染色结果造成很大影响。

参考文献

[1] 伊藤絢子, 九嶋亮治. 腫瘍の鑑別に用いられる抗体 (各臓器別) 6. 胃. 病理と臨 32:109-117, 2014

[2] Yamanoi K, Sekine S, Higuchi K, et al. Decreased expression of gastric gland mucin-specific glycanα1, 4-linked N-acetyl-glucosamine on its scaffold mucin 6 is associated with malignant potential of pyloric gland adenoma of the stomach. Histopathology 67:898-904, 2015

[3] 九嶋亮治, 松原亜季子, 谷口浩和, 他. 低異型度分化型胃癌の病理学的特徴—腺腫との鑑別を含めて. 胃と腸 45:1086-1096, 2010

[4] Tsukashita, S, Kushima, R, Bamba M, et al. MUC gene expression and histogenesis of adenocarcinoma of stomach. Int J Cancer 94:166-170, 2001

[5] Tajima Y, Shimoda T, Nakanishi Y, et al. Gastric and intestinal phenotypic marker expression in gastric carcinomas and its prognostic significance: immunohistochemical analysis of 136 lesions. Oncology 61:212-220, 2001

[6] Shiroshita H, Watanabe H, Ajioka Y, et al. Re-evaluation of mucin phenotypes of gastric minute well-differentiated-type adenocarcinomas using a series of HGM, MUC5AC, MUC6, M-GGMC, MUC2 and CD10 stains. Pathol Int 54:311-321, 2004

[7] Ueyama H, Yao T, Nakashima Y, et al. Gastric adenocarcinoma of fundic gland type (chief cell predominant type): proposal for a new entity of gastric adenocarcinoma. Am J Surg Pathol 34:609-619, 2010

[8] 田邊寛, 岩下明徳, 池田圭祐, 他. 胃底腺型胃癌の病理組織学的特徴. 胃と腸 50:1469-1479, 2015

[9] 九嶋亮治. 胃癌—病理学的分類：日本における実践的な分類. 胃と腸 52:15-26, 2017

[10] Kushima R, Sekine S, Matsubara A, et al. Gastric adenocarcinoma of the fundic gland type shares common genetic and phenotypic features with pyloric gland adenoma. Pathol Int 63:318-325, 2013

[11] Singhi AD, Lazenby AJ, Montgomery EA. Gastric adenocarcinoma with chief cell differentiation: a proposal for reclassification as oxyntic gland polyp/adenoma. Am J Surg Pathol 36:1030-1035, 2012

[12] World Health Organization Classification of Tumors. WHO Classification of Tumours of the Delivery System. IARC Press, Lyon, 2010

[13] Bamba M, Sugihara H, Kushima R, et al. Time-dependent expression of intestinal phenotype in signet ring cell carcinomas of the human stomach. Virchows Arch 438:49-56, 2001

[14] Horiuchi Y, Fujisaki J, Yamamoto N, et al. Biological behavior of the intramucosal *Helicobacter pylori*-negative undifferentiated-type early gastric cancer: comparison with *Helicobacter pylori*-positive early gastric cancer. Gastric Cancer 19:160-165, 2016

[15] 九嶋亮治. 管状腺腫 (腸型・胃型). 腫瘍病理鑑別診断アトラス胃癌, 第2版. 文光堂, pp 38-47, 2015

[16] Ushiku T, Arnason T, Ban S, et al. Very well-differentiated gastric carcinoma of intestinal type: analysis of diagnostic criteria. Mod Pathol 26:1620-1631, 2013

[17] Ushiku, T, Shinozaki, A, Shibahara J, et al. SALL4 represents fetal gut differentiation of gastric cancer, and is diagnostically useful in distinguishing hepatoid gastric carcinoma from hepatocellular carcinoma. Am J Surg Pathol 34:533-540, 2010

[18] Murakami T, Yao T, Mitomi H, et al. Clinicopathologic and immunohistochemical characteristics of gastric adenocarcinoma with enteroblastic differentiation: a study of 29 cases. Gastric Cancer 19:498-507, 2016

[19] Fukayama M. Epstein-Barr virus and gastric carcinoma. Pathol Int 60:337-350, 2010

[20] Koyama T, Sekine S, Taniguchi H, et al. Hepatocyte nuclear factor 4A expression discriminates gastric involvement by metastatic breast carcinomas from primary gastric adenocarcinomas. Hum Pathol 42:1777-1784, 2011

[21] Shia J, Tang LH, Vakiani E, et al. Immunohistochemistry as first-line screening for detecting colorectal cancer patients at risk for hereditary nonpolyposis colorectal cancer syndrome: a 2-antibody panel may be as predictive as a 4-antibody panel. Am J Surg Pathol 33:1639-1645, 2009

Summary

Immunohistochemical Stains for Gastric Epithelial Tumors

Ryoji Kushima[1]

In this study, we reviewed useful IHC (immunohistochemical methods) for the differential diagnosis of epithelial tumors of the stomach. Results for Ki-67 and p53 staining should not be overestimated, and regional and strong positivity of p53 staining is of diagnostic significance. Phenotypic classification of gastric epithelial neoplasms using various differentiation markers should be performed after understanding the multi-potentiality of the gastric epithelium and tumor heterogeneity. Although IHC is not routinely performed in the diagnosis of common types of gastric carcinoma, it is important and necessary to diagnose special types of gastric carcinoma or metastatic tumors in the stomach. We also explained some other useful IHC stains.

[1] Department of Clinical Laboratory Medicine and Diagnostic Pathology, Shiga University of Medical Science, Otsu, Japan

以上皮性肿瘤为对象进行的免疫组化染色

大肠上皮性肿瘤的免疫染色——也包含 UC 相关肿瘤

味冈 洋一[1]

摘要●本文按照目的的不同，对以大肠的上皮性肿瘤为对象进行的免疫染色进行了概述。①病变的质的诊断：虽然 Ki-67 染色和 p53 染色非常有用，但 p53 蛋白过剩症状仅限强阳性细胞连续性出现时才能够被判定，相反如果 p53 染色呈阴性，必须注意有可能是存在遗传因子变异造成的；②癌症发生相关遗传因子变异路径的推断：可以通过错配修复蛋白的免疫染色，对经由 MIS 通路的癌症进行诊断；③肿瘤的黏液性状分类：使用以黏蛋白核蛋白为对象的免疫染色和 CD10 染色，大肠上皮性肿瘤也和胃部肿瘤一样，可以分类为肠型（大肠·小肠型）、胃型、胃肠混合型，有望将这些黏液性状分类用于对癌症的发生组织和恶性程度进行推断；④ UC 关联黏膜内肿瘤的病理诊断：必须同时使用 Ki-67 染色和 p53 染色。bottom-up type 的增殖动态中呈现 p53 蛋白过剩症状的异型上皮很有可能是 UC 关联黏膜内肿瘤。但是，两种染色的有用性最终仍然需通过 HE 标本进行确切的组织评价后方可成立。

关键词　大肠上皮肿瘤　免疫染色　Ki-67 染色　p53 染色　黏蛋白核蛋白

[1] 新潟大学医齿学総合研究科分子·诊断病理学分野
〒951-8510 新潟市中央区旭町通 1-757　E-mail：ajioka@med.niigata-u.ac.jp

前言

将免疫染色应用于病理诊断和研究时，必须提前了解其目的和评价方法以及评价时的注意事项（界限），这一点非常重要。本文将根据这些内容，把以大肠上皮性肿瘤为对象进行的免疫染色的目的分为以下 4 种：①病变的质的诊断；②癌症发生相关遗传因子变异路径的推断；③肿瘤的黏液性状分类；④ UC 关联黏膜内肿瘤的病理诊断。并将对与各个种类相关联的、应标准被使用或应使用的免疫染色进行解说。

病变的质的诊断

大肠上皮性肿瘤相关联的质的诊断中，包括肿瘤·非肿瘤的判定、肿瘤良恶性的判定、特殊型大肠癌 [绒毛癌和 AFP（alpha-fetoprotein）产生腺癌等] 的诊断等。前面 2 项判定中，Ki-67（MIB-1）染色和 p53 染色是作为 HE 染色标本诊断的辅助手段来使用的。关于第 3 项判定，本文将省略论述。

1. Ki-67 (MIB-1) 染色

Ki-67 是细胞周期各个阶段（G1 期、S 期、

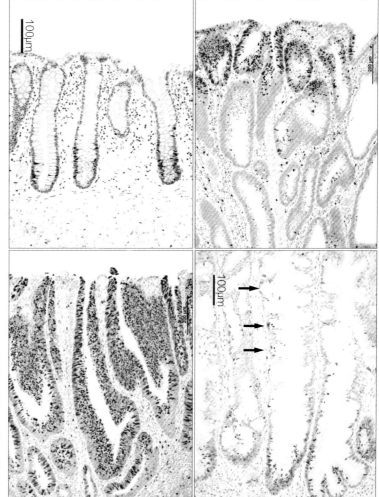

a	b
c	d

图1 Ki-67（MIB-1）染色

a 正常黏膜。阳性细胞在以很高的密度出现在阴窝中层至深层（不包括腺最底部）。

b 管状腺肿。阳性细胞出现在腺管表层至中层。

c 高分化管状腺癌。阳性细胞出现在整个腺管中。

d TSA（traditional serrated adenoma）。阳性细胞集聚巢散乱性分布在腺管表层至中层（箭头）。

G2期、M期）中发现的核内蛋白，G0期（休止期）中未发现，所以可以被当作细胞增殖标志来使用。作为 Ki-67 抗体的克隆，MIB-1 抗体被广泛使用，所以很多情况下也会用 MIB-1 染色这一名称来代替 Ki-67 染色。

正常的大肠黏膜（及过形成性息肉）中，Ki-67 染色阳性细胞会高密度出现在相当于阴窝中层至深层（不包括腺最底部）增殖带的部位中（**图1a**）。在不伴随溃疡性大肠炎（ulcerative colitis，UC）和 Crohn 病的大肠黏膜内上皮性肿瘤中，Ki-67 染色阳性细胞的分布方式有异常。管状腺肿中，该染色阳性细胞多在腺管表层至中层（**图1b**）呈弥漫性分布，而在高分化管状腺

癌中，该染色阳性细胞则多在整个腺管呈弥漫性分布（**图1c**）。同时，在部分管状绒毛·绒毛腺肿·乳头部位腺癌和不包括过形成性息肉的锯齿状病变中，尽管 Ki-67 染色阳性细胞高密度区域存在于腺管中层以下更深部位，但腺管表层至中层部位中也存在该染色阳性细胞散乱或集聚性出现的趋势（**图1d**）[1]。大肠黏膜内上皮性肿瘤的诊断多半只需通过 HE 染色标本即可简单进行，但如果出现难以诊断的情况，也可以把通过 Ki-67 染色进行的增殖细胞异常分布当作诊断的辅助性手段来使用。

除了可以看到增殖细胞的分布异常之外，Ki-67 染色在进行以下所述的 p53 染色评价时也

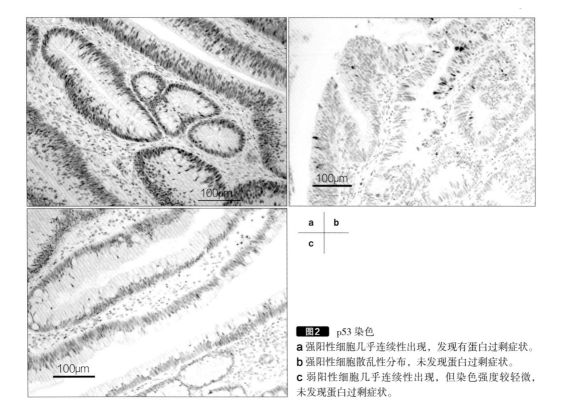

图2 p53 染色
a 强阳性细胞几乎连续性出现，发现有蛋白过剩症状。
b 强阳性细胞散乱性分布，未发现蛋白过剩症状。
c 弱阳性细胞几乎连续性出现，但染色强度较轻微，未发现蛋白过剩症状。

是非常有用的，建议配套使用 Ki-67 染色和 p53 染色。

2.p53 染色

p53 癌抑制遗传因子的变异与人体很多癌症的发生都有关联。野生型 p53 蛋白半衰期短，可以在细胞内迅速分解，所以很难通过免疫染色确定，而与之相对的是，在变异型中，分解时间会显著延迟，并会在核内积蓄，通过免疫染色核会呈现阳性[2]。因此，变异型 p53 蛋白在免疫染色中可以通过蛋白过剩症状来确定，反过来也可以通过蛋白过剩症状确定有 p53 遗传因子异常的存在。

根据这一点，我们可以把以 p53 蛋白为对象的免疫染色当作判定肿瘤良性恶性的辅助性手段来使用。大肠肿瘤中出现蛋白过剩症状的比例小于等于 5%，而黏膜内癌中有 35%（低异型度癌）~72%（高异型度癌）的癌中可以看到蛋白过剩症状[3]。对于难以鉴定是腺肿还是癌症的病变，如果看到该蛋白过剩症状，则可以诊断为癌症。

对 p53 染色进行评价时，应注意以下相关注意事项。第一个注意事项是，仅限将染色阳性细胞几乎连续性出现的情况称为"蛋白过剩症状"（**图2a**）。阳性细胞散乱性分布或通过染色阴性细胞呈马赛克状分布时（**图2b**），即使阳性细胞几乎连续性出现，但如果染色强度较弱（弱阳性）（**图2c**），也不能判定为是"蛋白过剩症状"。即使是在正常的大肠阴窝中和增殖带相当的中层至深层部位中，也有可能出现阳性细胞散乱分布的情况。同时，和腺肿增殖带相当的腺管表层至中层中，阳性细胞散乱性分布或呈马赛克状至连续性（弱阳性细胞）分布的情况也不在少数。呈现这些染色状态的病变中，多半不存在 p53 遗传因子异常。难以判断是否有过剩时，可以参考与 Ki-67 染色状态进行对比。p53 染色阳性细胞仅存在于 Ki-67 染色阳性区域内时，或 p53 染色阳性细胞频率明显比 Ki-67 染色阳性细胞频率低时，被认为是野生型蛋白的可能性较高[3]。

第二个注意事项是，即使完全未出现阳性细胞，也有可能存在 p53 遗传因子变异。根据作者所在机构的数据，p53 染色阴性病患中有50%～75%（分别适用 PAb 1801 抗体和 DO-7 抗体时）存在无义突变（nonsense mutation）、删除（deletion）和插入（insertion）等 p53 遗传因子变异的情况。染色阴性的情况下，也有可能是制作切片带来的偏差。为进一步确认是否是真的染色阴性，可以通过制作连续切片来进行确认，或参考 Ki-67 染色。尽管存在 Ki-67 染色阳性细胞高度密集的区域（相当于增殖带），但如果 p53 染色为阴性，是真的阴性（背景中有遗传因子异常）的可能性极高。因为正如上面所述，野生型 p53 蛋白在细胞增殖活性较高的区域中，多为散乱性分布或呈马赛克状至连续性（弱阳性细胞）出现的。

癌症发生相关遗传因子变异路径的推断

大肠癌发生相关遗传因子变异路径中，错配修复遗传因子（hMLH1，hMSH2，hMSH6，hPMS2）异常相关联的路径被称为微卫星不稳定性路径（microsatellite instability pathway，MSI pathway）。通过 MSI pathway 产生的大肠癌中，包括 Lynch 综合征（关联肿瘤）和散发性 MSI 阳性大肠癌，前者是生殖细胞级别的遗传因子变异，后者则是遗传因子（主要是 hMLH1）启动子区域的后天性异常甲基化造成的。后者应该是以锯齿状病变为前驱病变（serrated neoplasia pathway）的一种病变。作为达到 MSI pathway 的癌症筛查，可以进行 MSI 解析和以错配修复遗传因子蛋白为对象的免疫染色。MSI 解析是用 PCR（polymerase chain reaction）法确定微卫星反复次数异常即染色体组上 1 个至多个碱基反复配列异常的一种方法。免疫染色中，如果错配修复机构有异常，错配修复蛋白（MLH1，MSH2，MSH6，PMS2）的其中一项或全部中均可以看到症状消失的状况。从筛查方法来说，免疫染色要更加简便，与 MSI 解析相比，免疫染色的优点是可以推断出造成这

种情况出现的原始遗传因子。

错配修复蛋白免疫染色中出现症状消失（图 3）的情况时，可以推断出对应的错配修复遗传因子或推断启动子领域中存在甲基化异常。MLH1 和 PMS2 的症状消失时，MSI 阳性癌的可能性极高，MSH2 和 MSH6 的症状消失时，Lynch 综合征的可能性极高 [4]。但是为对两者进行严格的鉴别，必须进行 4 种错配修复遗传因子的变异解析和 hMLH1 的甲基化解析。

肿瘤的黏液性状分类

作为消化管上皮的代表性细胞性状有黏液性状。大肠的上皮性肿瘤是产生正常大肠上皮的母体组织，所以其黏液性状也与正常大肠上皮类似，但根据肿瘤的不同，有时也会发现与正常大肠上皮完全不同的黏液性状，通过该免疫染色进行的分类多半对肿瘤细胞的系列分类、组织产生、癌症恶性程度推断等都是非常有用的。

黏液（黏蛋白）是蛋白骨骼（黏蛋白核蛋白）中多个低聚糖侧链经过 O- 糖基化结合后形成的分子量大于等于 40 万的巨大分子。20 世纪 90 年代以后，各种黏蛋白核蛋白相继被确定，可以通过对这些蛋白进行免疫染色来对细胞的种类（细胞系列）进行分类。

消化管相关联的代表性黏蛋白和蛋白及与之对应的细胞系列如下 [5]。MUC2：大肠杯状细胞（图 4a）；MUC5AC：胃腺窝上皮细胞（图 4b）；MUC6：胃幽门腺上皮细胞（图 4c）；MUC5B：食管腺上皮细胞（图 4d）。正常的大肠上皮杯状细胞除 MUC2 以外均为阴性。虽然不是黏液性状的，但只需在小肠吸收上皮细胞刷状缘中加入作为小肠吸收上皮细胞标志的阳性 CD10 免疫染色（图 4e），即可出现以黏液性状为主体的黏液，即使是与胃部一样的大肠上皮性肿瘤，也可对其细胞系列进行分类（表 1）。

通过 Takata 等 [6] 的讨论，大肠管状腺肿中有很多是模仿正常大肠上皮的性状而产生的母体组织为基础的大肠型腺肿（MUC2+/MUC5AC-/ MUC6-/ CD10-），但即使是管状腺肿

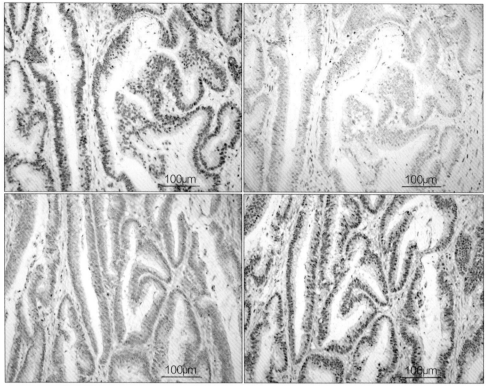

图 3 以 Lynch 综合征大肠癌错配修复蛋白为对象的免疫染色，MSH2 和 MSH6 的症状消失

a	b
c	d

a MLH1。
b MSH2。
c MSH6。
d PMS2。

中，平坦·凹陷型病变中 CD 阳性的小肠型发生率也会变高。CD 阳性大肠癌（**图 5**）发生血管侵袭的概率较高，向肝转移的危险性也较大[7]，所以可以推测与大肠型相比，小肠型的恶性程度更高。另一方面，管状绒毛·绒毛腺瘤和锯齿状病变中，胃肠混合型的发生率较高。这些肿瘤中，大肠上皮细胞有可能造成细胞向胃型上皮细胞系列转换。锯齿状病变中，正常胃幽门腺黏膜性状的模仿更为显著，增殖带上方有时可以看到胃腺窝上皮细胞黏液即 MUC5AC、下方可以看到胃幽门腺上皮细胞黏液即 MUC6[8]。根据这些现象我们可以知道，锯齿状病变的良恶性诊断中，必须使用胃上皮性肿瘤的诊断标准，而非以往的大肠上皮性肿瘤的诊断标准。

从与癌症组织产生的关联性来看，很多大肠型浸润癌都是由管状腺瘤造成的，而与之相对的小肠型癌，可以推断是产生 *de novo* 造成的，胃肠混合型是管状绒毛·绒毛腺瘤或锯齿状病变造成的[9]。

黏液染色评价中应注意的事项是判定值的问题，即出现何种程度的阳性细胞时可以判定为染色阳性。以胃癌为对象的研究中，使界限值发生大于 0%、大于等于 5%、大于等于 10%、大于等于 20% 的变化时，细胞系列分类的频率也会发生巨大的变化[10]。关于应将界限值设定在哪一个百分比并没有金标准。必须注意对染色阳性的界限值不同的各机构之间的研究结果进行比较。

UC 关联黏膜内肿瘤的病理诊断

UC 关联黏膜内肿瘤多半从发生初期开始就会产生 p53 遗传因子变异，其细胞增殖动态多半也与一般的大肠黏膜内肿瘤不同。因此，UC 关

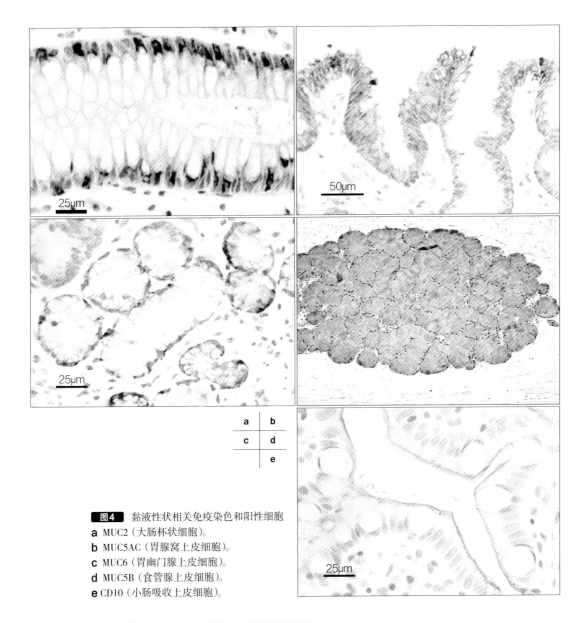

图4 黏液性状相关免疫染色和阳性细胞
a MUC2（大肠杯状细胞）。
b MUC5AC（胃腺窝上皮细胞）。
c MUC6（胃幽门腺上皮细胞）。
d MUC5B（食管腺上皮细胞）。
e CD10（小肠吸收上皮细胞）。

表1 黏液性状相关免疫染色中的黏液性状分类

CD10	MUC5AC/MUC6	MUC2	黏膜性状
+	+	+	胃肠混合型 （gastrointestinal type）
		−	
	−	+	小肠型 （small intestinal type）
		−	
−	+	+	胃肠混合型 （gastrointestinal type）
		−	胃型 （gastric type）
	−	+	大肠型 （large intestinal type）
		−	黏液缺失 （null type）

大于等于 5% 的细胞呈阳性时，即视为该性状阳性。

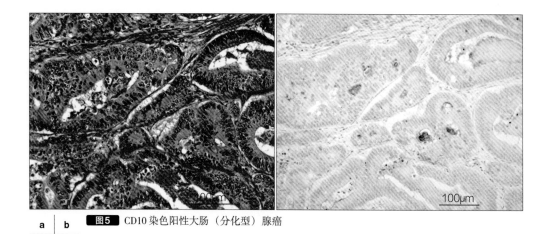

a | b **图5** CD10 染色阳性大肠（分化型）腺癌

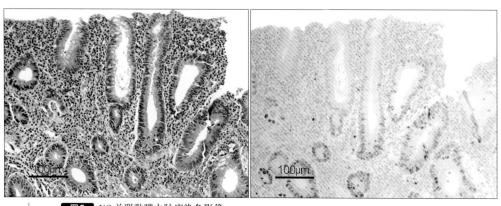

a | b **图6** UC 关联黏膜内肿瘤染色影像

UC 关联黏膜内肿瘤的 HE 染色（**a**）、Ki-67 染色（**b**）阳性细胞高度密集区域（增殖带）存在于腺管中层以下，呈现表层分化症状（bottom-up type）。

联黏膜内肿瘤的诊断（与炎症再生异型上皮的鉴别及与 UC 中偶发腺肿的鉴别）中，除了通过HE 染色标本发现组织症状之外，还必须使用Ki-67 染色和 p53 染色等辅助性手段[11]。

UC 关联黏膜内肿瘤的 Ki-67 染色阳性细胞高度密集区域（增殖带）多半分布在腺管中层以下（bottom-up type），呈现表层分化状态（**图6**）。根据这一点，当 UC 黏膜中产生的异型上皮组织影像与一般的大肠腺肿性质相同，且Ki-67 染色中增殖带分布在腺管表层至中层（top down type）时，很可能是 UC 中偶发性的散发性大肠肿瘤。另一方面，bottom-up type 的异型上皮中出现 p53 染色的蛋白过剩症状时，可以确诊为是 UC 关联黏膜内肿瘤（**图7**）。

通过 Ki-67 染色进行 UC 关联黏膜内肿瘤的诊断时应注意，即使是 UC 黏膜内偶发的锯齿状病变，也会呈现 bottom-up type 的细胞增殖动态，关于呈现锯齿状管腔结构的病变是否属于 UC 关联黏膜内肿瘤的诊断标准，需在今后进行讨论。关于 p53 染色，从组织学角度来说有可能被诊断为高异型性癌症的病变中，p53 蛋白过剩症状不能成为 UC 关联黏膜内肿瘤的诊断依据，即使p53 染色呈阴性，也不能否认有可能是 UC 关联黏膜内肿瘤，这一点必须引起注意。正如上面所提到的那样，即使是一般大肠癌中，高异型性癌症中至少有 70% 可以看到 p53 蛋白过剩症状，同时 p53 染色阴性病患中也存在遗传因子异常的情况。

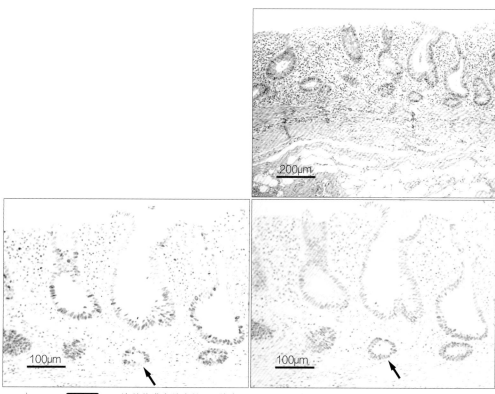

图7 UC 关联黏膜内肿瘤的 HE 染色（**a**）、Ki-67 染色（**b**）、p53 染色（**c**）
Ki-67 染色阳性细胞高度密集区域（增殖带）为存在于腺管中层以下的 bottom-up type 异型上皮
（**b**）。p53 染色中，该区域内强阳性细胞也连续性出现（**c**）。p53 染色阳性细胞频率比 Ki-67 染色
阳性细胞频率高，Ki-67 染色阴性区域中也可以看到 p53 染色阳性细胞（**b，c** 中的箭头）。

结语

　　免疫染色可以通过特定蛋白存在的可视化，
清楚识别 HE 染色标本中看不到的肿瘤的各个侧
面。通过免疫染色可有效提升病理诊断的精度，
加深对肿瘤细胞学特性的相关理解，这一点已经
毋庸置疑。但是，免疫染色只能看到肿瘤的一个
侧面，为对其整体影像进行把握，则必须以 HE
染色标本的症状为基础，选择目标免疫染色，并
提前理解其有用性和应用界限。

参考文献

[1] Komori K, Ajioka Y, Watanabe H, et al. Proliferation kinetics and apoptosis of serrated adenoma of the colorectum. Pathol Int 53:277-283, 2003

[2] Baas IO, Mulder JW, Offerhaus GJ, et al. An evaluation of six antibodies for immunohistochemistry of mutant p53 gene product in archival colorectal neoplasms. J Pathol 172:5-12, 1994

[3] 味岡洋一, 渡辺英伸, 西倉健, 他. 形態計測とp53蛋白, Ki-67 免疫染色からみた大腸腺腫と腺癌. 病理と臨 16:37-43, 1998

[4] Shia J, Tang LH, Vakiani E, et al. Immunohistochemistry as first-line screening for detecting colorectal cancer patients at risk for hereditary nonpolyposis colorectal cancer syndrome：a 2-antibody panel may be as predictive as a 4-antibody panel. Am J Surg Pathol 33:1639-1645, 2009

[5] Jass JR, Walsh MD. Altered mucin expression in the gastrointestinal tract：a review. J Cell Mol Med 5:327-351, 2001

[6] Takata M, Yao T, Nishiyama KI, et al. Phenotypic alteration in malignant trasformation of colonic villous tumours：with special reference to a comparison with tubular tumours. Histopathology 43:332-339, 2003

[7] Fujita S, Taniguchi H, Yao T, et al. Multi-institutional study of risk factors of liver metastasis from colorectal cancer：correlation with CD10 expression. Int J Colorectal Dis 25:681-686, 2010

[8] Hirono H, Ajioka Y, Watanabe H, et al. Bidirectional gastric differentiation in cellular mucin phenotype（foveolar and pyloric）in serrated adenoma and hyperplastic polyp of the colorectum. Pathol Int 54:401-407, 2004

[9] 八尾隆史. 大腸上皮性腫瘍における黏液形質発現の意義. 胃と腸 45:705-709, 2010

[10] Shiroshita H, Watanabe H, Ajioka Y, et al. Re-evaluation of

mucin phenotypes of gastric minute well-differentiated-type adenocarcinomas using a series of HGM, MUC5AC, MUC6, M-GGMC, MUC and CD10 stains. Pathol Int 54:311-321, 2004

[11] 味岡洋一, 渡辺英伸, 須田和敬, 他. 病理学的診断—Dysplasia, 癌の生検診断のプロセス. 早期大腸癌 9:63-71, 2005

Summary

Immunohistochemical Stains for Colorectal Epithelial Neoplasia

Yoichi Ajioka[1]

Standard immunostains used for detecting colorectal epithelial neoplasia were reviewed according to their purpose. 1) Pathological diagnosis: Ki-67 and p53 stains have a diagnostic significance. However, notably, the overexpression of p53 protein can show a strong and continuous staining pattern, whereas *p53* genetic alterations can show negative staining. 2) Estimation of cancer genetic pathway: Immunostains for mismatch repair proteins may prove the development of colorectal carcinoma in the MSI (microsatellite instability) pathway. 3) Mucin phenotype classification: Based on the combination of immunostains for mucin core proteins and CD10, colorectal epithelial neoplasia can be classified into intestinal (large and small intestinal), gastric, and gastrointestinal types. This classification can be used in the estimation of cancer histogenesis and malignant potential. 4) Pathological diagnosis of UC-related intramucosal neoplasia: Ki-67 and p53 stains are necessary for accurate diagnosis. Atypical epithelium with bottom-up-type cell kinetics associated with the overexpression of p53 protein is highly speculated to indicate UC-associated neoplasia. However, the usefulness of these two stains is based on a reliable histological evaluation using the HE stain.

[1] Division of Molecular and Diagnostic Pathology, Niigata University, Graduate School of Medical and Dental Sciences, Niigata, Japan

以除淋巴增殖性疾病之外的间叶组织肿瘤为对象进行的免疫组化染色

广田 诚一[1]

摘要● 全部消化管间叶组织肿瘤中大约有 80% 为胃肠道间质瘤（gastrointestinal stromal tumor，GIST）。消化管间叶组织肿瘤的诊断中，最重要的是不要弄错使用频率最高且存在效果显著的分子靶向药物的 GIST 诊断。GIST 的鉴别疾病中，除发生率相对较高的平滑肌瘤和神经鞘瘤之外，还包括发生率较低的其他各种软肿瘤。GIST 的鉴别过程中必须使用 KIT 的免疫染色，必须在充分理解 KIT 免疫染色在纺锤形和类上皮型 GIST 中的影像特征的基础上，考虑应鉴别疾病中代表性的免疫染色图案，做出正确的诊断。

关键词　gastrointestinal mesenchymal tumor
GIST (gastrointestinal stromal tumor)
spindle type　epithelioid type

[1] 兵庫医科大学病理学講座 /病理診断部門　〒663−8501 西宮市武庫川町 1−1
E−mail : hiros@hyo−med.ac.jp

消化管间叶组织肿瘤的种类和发生率

1. 消化管间叶组织肿瘤的种类

消化管壁上产生的消化管间叶组织肿瘤种类多样。虽然作为消化管特异性产生的肿瘤有 GIST（gastrointestinal stromal tumor）[1]，但产生于软组织的任何一类肿瘤都有可能在消化管中发生，这么说并不夸张，除发生率相对较高的平滑肌瘤、神经鞘瘤之外，发生率较低的肿瘤，包括 desmoid、孤立性纤维性肿瘤（solitary fibrous tumor，SFT）、PEComa（perivascular epithelioid cell tumor）、炎症性肌纤维母细胞肿瘤（inflammatory myofibroblastic tumor，IMT）、炎症性纤维性息肉（inflammatory fibroid polyp，IFP）、颗粒细胞瘤、血管球瘤（glomus tumor）、平滑肌肉瘤等都有可能会发生[2]（**表1**）。对于其他极其罕见的肿瘤和消化管中可以频繁看到但诊断时无须免疫染色的脂肪瘤，本文将不多做赘述。

2. 消化管不同部位的间叶组织肿瘤的种类和发生率

从消化管全部的间叶组织肿瘤来看，不同部位的发生率分别为胃部约 60%、小肠 20% ~ 30%、十二指肠约 5%、直肠约 5%、食管约 5%，结肠中则非常罕见。食管中大部分为平滑肌瘤，也可以看到颗粒细胞瘤和 GIST、神经鞘瘤。

胃部中 GIST 大约占到了 70%，平滑肌瘤约 20%，神经鞘瘤约 5%，偶尔可以看到 IFP 等。十二指肠·小肠中，大部分为 GIST，硬纤维瘤（desmoid）在小肠（肠间膜）中偶尔可以看到，IFP 也可能遇到，但平滑肌瘤几乎看不到。结肠中的间叶组织肿瘤发生率较低，很少看到 desmoid，特别是 GIST 几乎看不到。另一方面，虽然直肠中 GIST 的发生率较高，但与其他部位相

表1 消化管间叶组织肿瘤的种类

1. GIST (gastrointestinal stromal tumor)
2. 平滑肌瘤
3. 神经鞘瘤
4. 硬纤维瘤 (desmoid)
5. 孤立性纤维性肿瘤 (solitary fibrous tumor, SFT)
6. PEComa (perivascular epithelioid cell tumor)
7. 炎症性肌纤维母细胞肿瘤
   (inflammatory myofibroblastic tumor, IMT)
8. 炎症性纤维性息肉 (inflammatory fibroid polyp, IFP)
9. 颗粒细胞瘤
10. 血管球瘤 (glomus tumor)
11. 平滑肌肉瘤
12. 其他

比，平滑肌肉瘤的发生率更高。SFT 和 PEComa、IMT 等在任何部位均很罕见。

根据以胃癌为对象进行的胃完全摘除标本的详细讨论，可以知道至少 25% 的人群胃部中存在微小平滑肌瘤和 GIST。但每年每 10 万人中只有 1 ~ 2 人会实际通过手术切除 GIST，这也意味着大部分微小的 GIST 和平滑肌瘤并没有得到处理。目前为止没有报告显示其他间叶组织肿瘤中，存在较多的微小病变。

鉴别消化管间叶组织肿瘤的免疫染色

1. 应备齐抗体的基本思路

消化管间叶组织肿瘤的诊疗过程中，最重要的是不要弄错分子靶向药效果显著的 GIST 的诊断。GIST 的诊断中，最基本的要求是组织影像与 GIST 不矛盾，但 GIST 的组织影像种类丰富，必须一并使用免疫染色进行合理的诊断。判断肿瘤到底是由纺锤形细胞构成的，还是由类上皮型细胞构成的，必须在考虑各个应鉴别肿瘤的同时选择免疫染色（**图1，图2**）。当两者的影像混合在一起时，应在考虑两者应鉴别肿瘤的基础上进行讨论。

为对消化管间叶组织肿瘤中发生率较高的 GIST（不包括特殊病患）·平滑肌瘤·神经鞘瘤进行正确的诊断，所有机构都必须备齐鉴别所需的必要抗体。各地区的核心医院应备齐特殊 GIST

和罕见肿瘤型诊断时所需的必要抗体，与用遗传因子变异检索一并进行时效率更高。对于更复杂的疑难病症，建议咨询全国范围内的专业机构。

2. 最少应备齐的抗体概要

1）KIT

作为识别 c-kit 遗传因子产物的 KIT 抗体，在对消化管间叶组织肿瘤进行鉴别诊断和对 GIST 进行正确诊断时是必不可少的（**图1，图2**）。KIT 阳性的正常细胞中包括以 GIST 为起源的 Cajal 间质细胞（interstitial cell of Cajal）和肥大细胞等。消化管肿瘤中，大部分 GIST 为阳性，PEComa 等中有时也呈阳性。虽然兔子多克隆抗体（A4502）一直被广泛使用，但兔子单克隆抗体（克隆 EP10）染色性强，即使是在有 KIT 症状较弱的 PDGERA 遗传因子变异的 GIST 中也多半明显呈阳性。

2）desmin

正常组织中平滑肌和横纹肌呈阳性。消化管肿瘤中，几乎所有平滑肌瘤的病患均呈阳性，平滑肌瘤中包括部分阳性和弥漫性阳性等各种症状。

3）S100 蛋白

作为正常组织，神经鞘细胞和脂肪细胞等各种细胞瘤均呈阳性。消化管肿瘤中几乎所有病患的神经鞘瘤均呈阳性。

4）α-SMA

作为正常细胞，可以在平滑肌和肌纤维母细胞等中看到症状。消化管肿瘤中，几乎所有平滑肌瘤和平滑肌肉瘤呈阳性，在 IMT 和 glomus tumor 中也呈阳性。GIST 中，经常会出现和 CD34 相反的染色性，小肠 GIST 中的阳性率较高。

5）CD34

正常细胞中，血管内皮细胞和纤维母细胞等中呈阳性。消化管肿瘤中，几乎所有 SFT 呈阳性。IFP 中的阳性率也很高。所有 GIST 中大约有 70% 为阳性，胃部 GIST 中大约有 90% 为阳性，小肠 GIST 中大约有 50% 为阳性。小肠 GIST 中仅部分呈阳性，或大部分呈弱染色性。

6）Ki-67

肿瘤的增殖活性评价中使用的免疫染色中，其阳性率可以参考各类肿瘤中的恶性程度。对

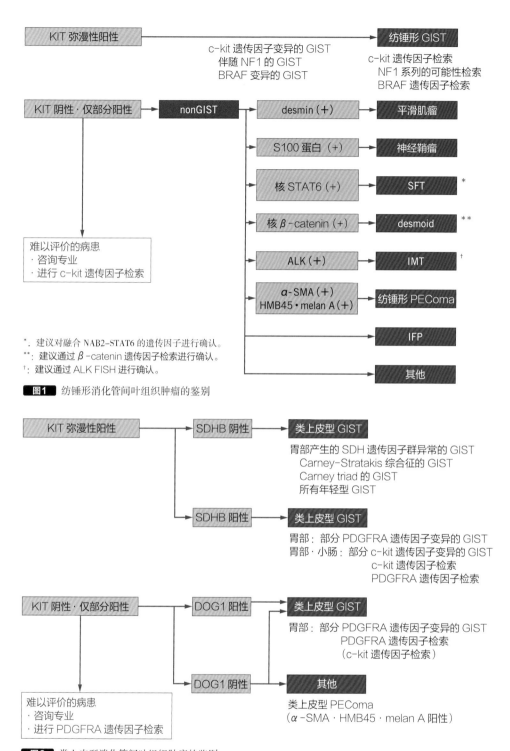

*. 建议对融合 NAB2-STAT6 的遗传因子进行确认。
**: 建议通过 β-catenin 遗传因子检索进行确认。
†: 建议通过 ALK FISH 进行确认。

图1 纺锤形消化管间叶组织肿瘤的鉴别

图2 类上皮型消化管间叶组织肿瘤的鉴别

GIST 进行诊断时，为进行复发风险评价，应对核分裂像素进行测量，这将成为选定核分裂影像检索部位的重要参考。

3. 其他抗体

1) DOG1

作为正常细胞在 ICC 中呈阳性。消化管肿瘤中，GIST 阳性的比例较高，呈现与 KIT 非常相似的染色性。具有 PDGFRA 遗传因子变异的部分 GIST 中，虽然 KIT 的染色性较差，但 DOG1 的染色性有时比 KIT 强，非常有用。PEComa 等有时也呈阳性。

2）STAT6

正常细胞·肿瘤细胞基本上细胞质中都呈阳性。另一方面，在大部分 SFT 病患中，肿瘤细胞的核内呈阳性影像，从诊断学角度来说意义重大。SFT 中，有核移行信号的 NAB2 遗传因子和 STAT6 遗传因子会形成融合遗传因子，可以检测出含有移行到核内的 STAT6 的融合蛋白。

3）β–catenin

很多正常细胞·肿瘤细胞的细胞质中均呈阳性。与 STAT6 一样，核内阳性影像非常具有诊断学意义，很多 desmoid 中核内可以看到染色。很多 desmoid 中 β– catenin 遗传因子的 exon 3 中可以看到变异，变异带来的 β– catenin 的磷酸化障碍关系到其分解抑制、细胞质内蓄积以及向核内的移行。

4）ALK（anaplastic lymphoma kinase）

虽然正常细胞中的症状基本上都低于检测灵敏度，但 ALK 遗传因子和其他遗传因子形成融合遗传因子时，会造成症状程度加深、酪氨酸激酶活性亢奋、细胞增殖。IMT 中可以检测到 RANBP2ALK 等的融合遗传因子。

5）SDHB（succinate dehydrogenase subunit B）

正常细胞·肿瘤细胞中，一般情况下细胞质中呈现颗粒状的阳性影像，但在拥有 SDH 遗传因子群体（SDHA，SDHB，SDHC，SDHD 等）变异和启动子甲基化等异常的部分 GIST 中呈阴性。任何一种 SDH 遗传因子群体的异常都关系到 SDH 复合体蛋白（酶）稳定性的丧失·分解，SDHB 的染色性会消失。

纺锤形肿瘤中免疫染色的概要

虽然作为消化管纺锤形间叶组织肿瘤的鉴别疾病，包括各种不同的肿瘤，但本文将从纺锤形 GIST、平滑肌瘤、神经鞘瘤、desmoid、SFT、PEComa、IMT、IFP、平滑肌瘤肉等出发，对免疫染色的概要进行论述（**图1**）。

1. 纺锤形 GIST

中老年人（大于等于 40 岁者）发病的 GIST 约占全部 GIST 的 80%，仅从这一部分人群来看，大约有 90% 是由纺锤形肿瘤细胞密集增殖构成的（**图3a**）。从食管到直肠，任何部位最一般性的 GIST 影像中，这种类型的 GIST 几乎百分之百呈 KIT 的弥漫性强阳性（**图3b**）。DOG1 也一样，几乎所有病患中均呈阳性（**图3c**），CD34 在大部分胃部 GIST、小肠等中有一半左右呈阳性。虽然 α - SMA 等在胃部 GIST 中的阳性率较低，但小肠 GIST 中有一半左右呈阳性。基本上 desmin 和 S100 蛋白不可能出现大范围的阳性。

大约有 95% 的纺锤形 GIST，其 c-kit 遗传因子存在变异。大约有 5% 的 GIST，不管是 c-kit 遗传因子还是 PDGFRA 遗传因子均不存在变异，大多数为神经纤维瘤病 1 型（neurofibromatosis type 1，NF1）的并发性 GIST，包含具有极其罕见的 BRAF 遗传因子变异的 GIST。NF1 病患中有 5% ~ 10% 会出现 NF1 的并发性 GIST，呈现在中老年 NF1 病患十二指肠到小肠部位比较多发的趋势。拥有 BRAF 遗传因子变异的 GIST 呈现小肠部位比较多发的趋势。

2. 平滑肌瘤

平滑肌瘤由具有核密度低、嗜酸性细胞质的纺锤形细胞构成（**图4a**）。desmin（**图4b**）· α -SMA 呈弥漫性强阳性。KIT 在内在 ICC 和肥大细胞中呈现阳性，但肿瘤细胞为阴性（**图4c**）。DOG1 在内在 ICC 中也呈阳性。偶尔 CD34 也有可能呈阳性。

3. 神经鞘瘤

神经鞘瘤由纺锤形细胞构成，呈现核的疏密影像，偶尔可以在肿瘤边沿看到淋巴球的聚集和包围影像（**图5a**）。S100 蛋白呈强阳性（**图5b**），KIT 呈阴性。

4. desmoid

desmoid 中，核分布相对较稀疏（**图6a**）。大部分在 β -catenin 遗传因子的 exon 3 上存在点

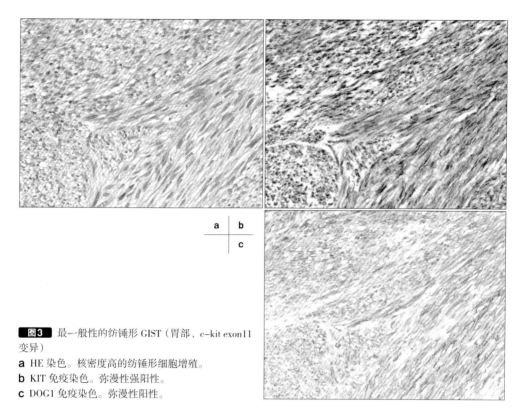

图3 最一般性的纺锤形 GIST（胃部、c-kit exon11 变异）

a HE 染色。核密度高的纺锤形细胞增殖。

b KIT 免疫染色。弥漫性强阳性。

c DOG1 免疫染色。弥漫性阳性。

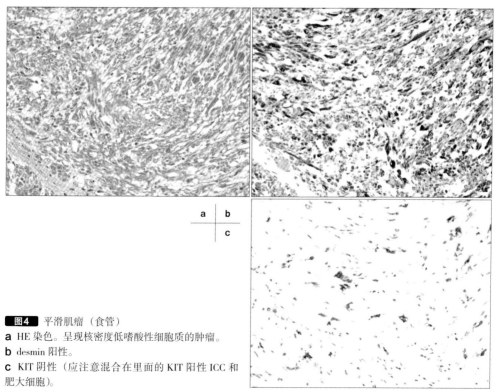

图4 平滑肌瘤（食管）

a HE 染色。呈现核密度低嗜酸性细胞质的肿瘤。

b desmin 阳性。

c KIT 阴性（应注意混合在里面的 KIT 阳性 ICC 和肥大细胞）。

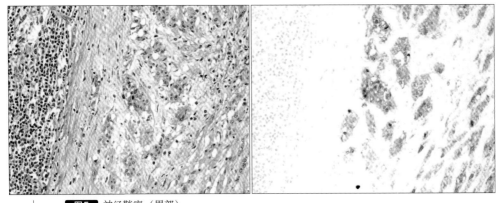

图5 神经鞘瘤（胃部）
a HE 染色。表示核中的疏密情况，肿瘤边沿可以看到淋巴球的围绕影像。
b S100 蛋白阳性。

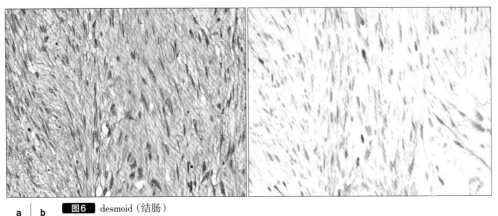

图6 desmoid（结肠）
a HE 染色。核密度相对较低的肿瘤。
b β–catenin 核阳性。

突然变异，β – catenin 在核中呈阳性（**图 6b**）。KIT 为阴性，部分情况下可以看到 KIT 的非特异性染色，但纺锤形 GIST 的 KIT 阳性影像呈弥漫性强阳性影像，所以可以进行鉴别。

5. SFT

SFT 中，有纺锤形·椭圆形核的肿瘤细胞伴随有粗胶原纤维束和鹿角（staghorn）状的扩张血管增殖（**图 7a**）。CD34 原则上为阳性（**图 7b**），拥有 NAB2STAT6 的融合遗传因子，呈 STAT6 的核阳性影像（**图 7c**），KIT 为阴性。

6. PEComa

纺锤形的 PEComa（**图 8a**）中，HMB45（**图 8c**）和 melan A（**图 8d**）、MITF（microphthalmia-associated transcriptionfactor）等黑素瘤标志与 α – SMA（**图 8b**）的平滑肌标志一样，均为阳性，TFE3 的 FISH（fluorescence in situ hybridization）中有时也可以看到异常。KIT 有可能在大范围内呈阳性（**图 8e**）。

7. IMT

IMT 与其他消化管间叶组织肿瘤不同，很多病患中都伴有炎症细胞的浸润·混杂（**图 9a**）。大约有一半可以在 ALK 的症状（**图 9b**）和 ALK FISH 中看到清晰的异常。基本上 α – SMA 为阳性（**图 9c**），KIT 为阴性。

8. IFP

从肉眼角度看，IFP 呈息肉状形态，从组织学角度来看，血管周围的纺锤形细胞多半呈旋涡状排列（oniononionskin Lesion）和嗜酸粒细胞浸

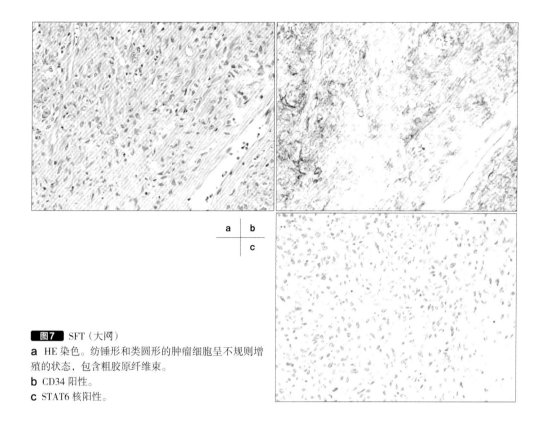

图7 SFT（大网）

a HE 染色。纺锤形和类圆形的肿瘤细胞呈不规则增殖的状态，包含粗胶原纤维束。
b CD34 阳性。
c STAT6 核阳性。

润（**图10a**）。CD10 的阳性病患较多（**图10b**），出现 PDGFRA 遗传因子变异（特别是 exon12）的频率也高。基本上 KIT 为阴性。

9. 平滑肌肉瘤

平滑肌肉瘤在消化管中的发生率极低。平滑肌肉瘤的细胞密度较高，与 HE 染色中的 GIST 进行鉴别时也未必简单。尽管是纺锤形细胞构成的肿瘤，但在免疫染色中 KIT 为阴性，α – SMA 和 desmin 呈大范围阳性，可以根据这一点进行鉴别。CD34 偶尔会呈阳性。

类上皮型肿瘤中的免疫染色概要

作为消化管类上皮型间叶组织肿瘤的鉴别，包括类上皮型 GIST、类上皮型 PEComa、颗粒细胞瘤、glomus tumor 等，这里将主要针对类上皮型 GIST 和类上皮型 PEComa、颗粒细胞瘤的免疫染色概要进行记载（**图2**）。虽然不是间叶组织肿瘤，但类癌瘤［NET（neuroendocrine tumor）G1、G2］有时也会与类上皮型组织肿瘤发生

混淆，难以鉴别［参照岩渊等的文章（P71–P80 页）］。

1. 类上皮型 GIST

GIST 中大约有 20% 显示为类上皮型，年轻人的 GIST 中其发生率更高。类上皮型 GIST 包括 3 种类型，即有 PDGFRA 遗传因子变异的类型、有 SDH 遗传因子群异常的类型、有 c-kit 遗传因子变异的类型。

1）有 PDGFRA 遗传因子变异的类型

有 PDGFRA 遗传因子变异的 GIST 中，很多发生于中老年人的胃部，从组织学角度来看多呈黏液瘤状间质（**图11a**）。包含 KIT 染色性较弱的部分（**图11b**），有时 DOG1 也会呈相对较强的阳性（**图2**）。CD34 的染色性种类丰富，SDHB 基本呈阳性（**图11c**）。PDGFRA 遗传因子变异的检测将使诊断变得准确可靠。

2）有 SDH 遗传因子群异常的类型

与 SDH 遗传因子群异常相关联的 GIST 多见于年轻病患（40 岁以下）中，这是它的一大特

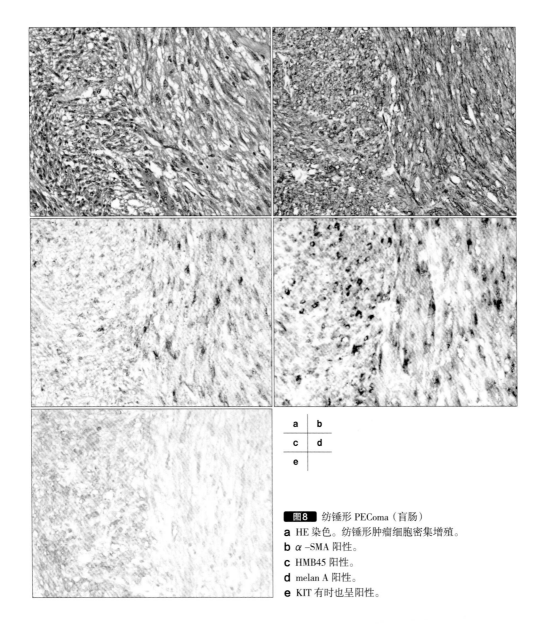

a	b
c	d
e	

图8 纺锤形 PEComa（盲肠）
a HE 染色。纺锤形肿瘤细胞密集增殖。
b α-SMA 阳性。
c HMB45 阳性。
d melan A 阳性。
e KIT 有时也呈阳性。

征。其中包括 3 种病态：① Carney-Stratakis 综合征（常染色体显性遗传造成的胃部类上皮型 GIST 的肾上腺外 paraganglioma 的合并）中看到的 GIST；② Carney triad（非遗传性胃部类上皮型 GIST 性肾上腺外 paraganglioma·肺部 chondroma 的合并）中看到的 GIST；③除上述两种情况之外的 GIST 即所谓的年轻型 GIST。这些 GIST 多产生于胃部（**图 11d**），拥有在免疫染色中 KIT 为强阳性（**图 11e**）、SDHB 为阴性（**图 11f**）等共同特征。

3）有 c-kit 遗传因子变异的类型

有 c-kit 遗传因子变异的类上皮型 GIST 多见于中老年人的胃部·小肠中，治疗后恢复不良较多。KIT 呈强阳性，SDHB 也呈阳性。年轻人身上几乎不会看到小肠的类上皮型 GIST。

2. 类上皮型 PEComa

和纺锤形 PEComa 一样，α-SMA 等平滑肌标志和 HMB45 及 melan A、MITF 等黑素瘤标志均呈阳性，TFE3 的 FISH 中有时会出现异常。同时，KIT 有时也会呈大范围阳性的状态。

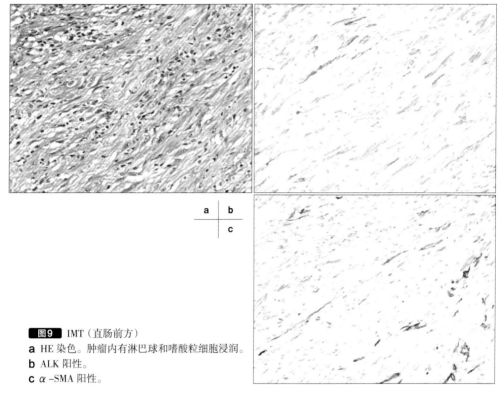

a | b
c

图9 IMT（直肠前方）

a HE 染色。肿瘤内有淋巴球和嗜酸粒细胞浸润。
b ALK 阳性。
c α –SMA 阳性。

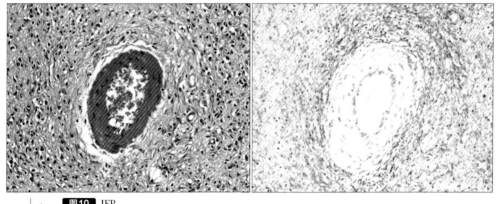

a | b

图10 IFP

a HE 染色。伴有嗜酸粒细胞浸润，纺锤形细胞围绕血管增殖。
b CD34 阳性。

3. 颗粒细胞瘤

虽然颗粒细胞瘤有可能在消化管的任何部位中发生，但多见于食管的上皮下，肉眼看呈黄色调。虽然从形态上看与神经鞘瘤有所不同，但可以视为是神经鞘细胞造成的。肿瘤细胞有颗粒状的丰富细胞质和小型核（**图12a**），S100 蛋白呈阳性（**图12b**）。如果组织影像和免疫影像特征显著，可以识别为肿瘤，难以与其他肿瘤进行鉴别的情况就会比较少。

结语

消化管间叶组织肿瘤的鉴别过程中，应根据以下 GIST 中 KIT 免疫染色的基本原则进行诊断，这一点非常重要。

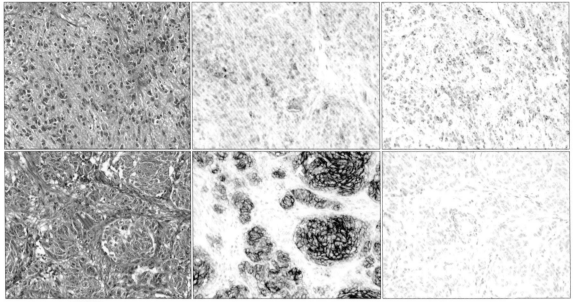

a	b	c
d	e	f

图11 类上皮型 GIST

a～c 胃部·PDGFRA 变异病患［**a**：HE 染色；**b**：KIT 免疫染色（弱阳性）；**c**：SDHB 免疫染色（颗粒状细胞质呈阳性）］。

d～f 胃部·SDH 异常病患［**d**：HE 染色；**e**：KIT 免疫染色（阳性）；**f**：SDHB 免疫染色（阴性）］。

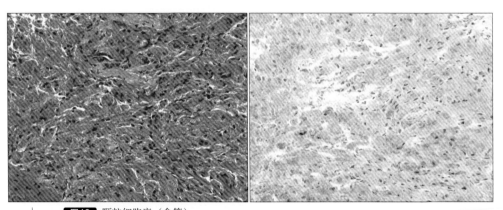

a	b

图12 颗粒细胞瘤（食管）

a 有小型核，有丰富的嗜酸性颗粒状细胞质的肿瘤细胞呈现增殖影像。

b S100 蛋白通过免疫染色呈阳性。

①纺锤形 GIST 中，几乎所有病患中 KIT 均呈弥漫性强阳性。如果纺锤形肿瘤中 KIT 未呈现弥漫性强阳性的状态，则应考虑是非 GIST，对于难以诊断的病患应积极咨询专家；②类上皮型 GIST 中，如果是有 SDH 遗传因子群异常及 c-kit 遗传因子变异的 GIST，KIT 呈弥漫性强阳性，有 PDGFRA 遗传因子变异的 GIST，KIT 的染色性种类丰富。类上皮型肿瘤中，如果疑似为 GIST，但 KIT 未呈现弥漫性强阳性的状态，建议进行 PDGFRA 遗传因子变异检索，或咨询专家。

参考文献

[1] Hirota S, Isozaki K, Moriyama Y, et al. Gain-of-function mutations of *c-kit* in human gastrointestinal stromal tumors. Science 23:577-580, 1998

[2] 廣田誠一, 土田泰昭. GISTを含む胃黏膜下腫瘍. 安井弥, 北島政樹, 吉田和弘(監). 臨床医のための胃がん病理アトラス. メディカルレビュー社, 2014

Summary

Immunohistochemical Staining of Gastrointestinal Mesenchymal Tumors other than Lymphoproliferative Disorders

Seiichi Hirota[1]

GISTs(gastrointestinal stromal tumors)are the most common mesenchymal tumors of the gastrointestinal tract. As very effective drugs targeting specific molecular targets can be used for the treatment of GIST, it is very important to accurately diagnose the mesenchymal tumors of the gastrointestinal tract. Because various types of soft tissue tumors may arise in the gastrointestinal wall, a precise differential diagnosis between GISTs and the other types of tumors needs to be done. Although most GISTs strongly express KIT, some PDGFRA- mutant epithelioid GISTs might not show immunohistochemically detectable KIT expression. For accurate differential diagnosis of various gastrointestinal mesenchymal tumors, knowledge of specific immunohistochemical staining pattern for each tumor type is required.

[1] Department of Surgical Pathology, Hyogo College of Medicine, Nishinomiya, Japan

以淋巴增殖性疾病为对象进行的免疫组化染色

田中 健大[1]

冈崎 伦子[2]

吉野 正

摘要●淋巴瘤的诊断需组合通过 HE 染色标本进行的组织及细胞观察和免疫染色，这是最基本的。WHO 分类中淋巴瘤的子类型涉及多个领域，一旦与各个诊断所需的免疫染色相乘，其数量就会变得非常庞大。但并不是胡乱增加免疫染色的数量就可以进行确诊的。2016 年，《Blood》杂志对淋巴增殖性疾病的概要进行了论述，遗传因子异常也被融入到了诊断名称中，这是以往从未出现过的。也就是说仅通过形态和免疫染色有可能不能得出符合现行 WHO 分类标准的诊断名称。本文仅以消化管中发生的淋巴瘤为对象，对诊断所需的必要免疫染色进行概述。

■关键词■ 淋巴瘤　WHO 分类　免疫染色　消化管

[1] 冈山大学病院病理诊断科　〒700-8558 冈山市北区鹿田町 2 丁目 5-1
　　E-mail : takehiro@md.okayama-u.ac.jp
[2] 冈山大学大学院医齿薬学総合研究科病理学

前言

从消化管领域癌症处理规定中的淋巴瘤项目来看，包括"按照 WHO 分类的要求""按照 WHO 分类""根据 WHO 分类" 3 种记载，WHO 分类是诊断的标准。现在的 WHO 分类起源于 1994 年 的 REAL（revised European American lymphoma）分类，每隔 7～8 年会进行一次修订，经历 2001 年版 WHO 分类、2008 年版 WHO 分类后，此次将再次进行修订（2016 年版 WHO 分类）。分类有新增加时，分类中记载的名称数量就会增加，2001 年版大约有 50 种疾病单位，2008 年版大约为 90 种疾病单位。关于此次修订，虽然没有出现新的疾病单位，但其中名称发生变更的情况并不在少数，例如将肠管的滤泡性淋巴瘤改成了十二指肠型。修订案见**表 1**[1] 所示，值得庆幸的

是消化管中产生的淋巴瘤数量是有限的。

作者所在医院诊断的消化管淋巴瘤见**表 2** 所示。尽管根据部位的不同，发生率也有差异，但如果是 B 细胞淋巴瘤，几乎均为黏膜相关淋巴组织（mucosa- associated lymphoid tissue，MALT）淋巴瘤、滤泡性淋巴瘤、套细胞淋巴瘤（mantle cell lymphoma，MCL）、弥漫性大细胞型 B 细胞淋巴瘤（diffuse large B-cell lymphoma，DLBCL）、Burkitt 淋巴瘤，如果是 T/NK（natural killer）细胞淋巴瘤，则几乎均为末梢性 T 细胞淋巴瘤、非特定，成人 T 细胞白血病 / 淋巴瘤，结外性鼻型 NK/T 细胞淋巴瘤，肠管病型 T 细胞淋巴瘤（此次的修订中和腹腔病无关的疾病均被变更为 monomorphic epitheliotropic intestinal T-cell lymphoma），未分化大细胞淋巴瘤，淋巴增殖异常病。消化管淋巴瘤中，几乎全部可以归类到这些子分类中。

表1 2016 年版 WHO 分类（修订案）

Mature B-cell neoplasms

Chronic lymphocytic leukemia/small lymphocytic lymphoma

Monoclonal B-cell lymphocytosis

B-cell prolymphocytic leukemia

Splenic marginal zone lymphoma

Hairy cell leukemia

Splenic B-cell lymphoma/leukemia, unclassifiable

    splenic diffuse red pulp small B-cell lymphoma

    Hairy cell leukemia-variant

Lymphoplasmacytic lymphoma

    Waldenström macroglobulinemia

Monoclonal gammopathy of undetermined significance (MGUS)，IgM

    μ heavy-chain disease

    γ heavy-chain disease

    α heavy-chain disease

Monoclonal gammopathy of undetermined significance (MGUS)，IgG/A

Plasma cell myeloma

Solitary plasmacytoma of bone

Extraosseous plasmacytoma

Monoclonal immunoglobulin deposition diseases

Extranodal marginal zone lymphoma of mucosa-associated lymphoid tissue (MALT lymphoma)

Nodal marginal zone lymphoma

    pediatric nodal marginal zone lymphoma

Follicular lymphoma

    In situ follicular neoplasia

    duodenal-type follicular lymphoma

Pediatric-type follicular lymphoma

Large B-cell lymphoma with IRF4 rearrangement

Primary cutaneous follicle center lymphoma

Mantle cell lymphoma

    In situ mantle cell neoplasia

Diffuse Large B-cell lymphoma (DLBCL)，NOS

    Germinal center B-cell type

    Activated B-cell type

T-cell/histiocyte-rich large B-cell lymphoma

Primary DLBCL of the central nervous system (CNS)

Primary cutaneous DLBCL, leg type

EBV$^+$ DLBCL, NOS

EBV$^+$ mucocutaneous ulcer

DLBCL associated with chronic inflammation

Lymphomatoid granulomatosis

Primary mediastinal (thymic) large B-cell lymphoma

Intravascular large B-cell lymphoma

ALK$^+$ large B-cell lymphoma

Plasmablastic lymphoma

Primary effusion lymphoma

HHV8$^+$ DLBCL, NOS

Burkitt lymphoma

Burkitt-like lymphoma with 11q aberration

High grade B-cell lymphoma, with *MYC* and *BCL2* and/or *BCL6* rearrangements

High grade B-cell lymphoma, NOS

B-cell lymphoma, unclassifiable, with features intermediate between DLBCL and classical Hodgkin lymphoma

Mature T and NK neoplasms

T-cell prolymphocytic leukemia

T-cell large granular lymphocytic leukemia

Chronic lymphoproliferative disorder of NK cells

Aggressive NK-cell leukemia

Systemic EBV$^+$ T-cell lymphoma of childhood

Hydroa vacciniforme-like lymphoproliferative disorder

Adult T-cell leukemia/lymphoma

Extranodal NK-/T-cell lymphoma, nasal type

Enteropathy-associated T-cell lymphoma

Monomorphic epitheliotropic intestinal T-cell lymphoma

Indolent T-cell lymphoproliferative disorder of the GI tract

Hepatosplenic T-cell lymphoma

Subcutaneous panniculitis-like T-cell lymphoma

Mycosis fungoides

Sézary syndrome

Primary cutaneous CD30$^+$ T-cell lymphoproliferative disorders

    Lymphomatoid papulosis

    Primary cutaneous anaplastic large cell lymphoma

Primary cutaneous γδ T-cell lymphoma

Primary cutaneous CD8$^+$ aggressive epidermotropic cytotoxic T-cell lymphoma

Primary cutaneous acral CD8$^+$ T-cell lymphoma

Primary cutaneous CD4$^+$ small/medium T-cell lymphoproliferative disorder

Peripheral T-cell lymphoma, NOS

Angioimmunoblastic T-cell lymphoma

Follicular T-cell lymphoma

Nodal peripheral T-cell lymphoma with TFH phenotype

Anaplastic large-cell lymphoma, ALK$^+$

Anaplastic large-cell lymphoma, ALK$^-$

Breast implant-associated anaplastic large-cell lymphoma

Hodgkin lymphoma

Nodular lymphocyte predominant Hodgkin lymphoma

Classical Hodgkin lymphoma

    Nodular sclerosis classical Hodgkin lymphoma

    Lymphocyte-rich classical Hodgkin lymphoma

    Mixed cellularity classical Hodgkin lymphoma

    Lymphocyte-depleted classical Hodgkin lymphoma

Posttransplant lymphoproliferative disorders (PTLD)

Plasmacytic hyperplasia PTLD

Infectious mononucleosis PTLD

Florid follicular hyperplasia PTLD

Polymorphic PTLD

Monomorphic PTLD (B- and T-/NK-cell types)

Classical Hodgkin lymphoma PTLD

临时实体对象以斜体字例出。

IgM：免疫球蛋白 M；IgG/A：免疫球蛋白 G/A；NOS：非特指型；ALK：间变性淋巴瘤激酶；EBV：Epstein-Barr 病毒；HHV8：人类疱疹病毒 8 型；NK cell：自然杀伤细胞；GI：胃肠道基质；TFH：滤泡辅助性 T 细胞。

作者所在医院的消化管淋巴瘤明细

	食管	胃	十二指肠	空肠·回肠	结肠·直肠	合计
B 细胞淋巴瘤						
MALT 淋巴瘤	7	986	46	30	213	1282
滤泡性淋巴瘤	0	65	282	79	27	453
套细胞淋巴瘤	2	59	23	13	28	125
弥漫性大细胞型 B 细胞淋巴瘤	5	641	70	118	123	957
Burkitt 淋巴瘤	0	22	3	3	8	36
T/NK 细胞淋巴瘤						
末梢性 T 细胞淋巴瘤、非特定	3	45	10	6	9	73
成人 T 细胞白血病 / 淋巴瘤	1	7	3	1	3	15
节外性鼻型 NK/T 细胞淋巴瘤	1	6	2	3	3	15
肠管病型 T 细胞淋巴瘤	0	0	2	5	0	7
未分化大细胞淋巴瘤	1	6	0	1	1	9
淋巴增殖异常病	0	3	0	3	2	8
合计	20	1840	441	262	417	2980

MALT: 黏膜相关淋巴组织；NK: 自然杀伤。

B 细胞淋巴瘤

1. B 细胞标志

B 细胞来自骨髓的造血干细胞，是骨髓中的前驱 B 细胞、前 B 细胞、不成熟 B 细胞，分布在末梢淋巴组织中的为成熟 B 细胞。在胚胎中心接受抗原刺激，引起 B 细胞受体的重新构成和免疫球蛋白的类别转换，分化成记忆 B 细胞、浆细胞。

作为识别 B 细胞的标志，最一般的就是 CD20。这是一种 4 次膜贯通型蛋白，在 B 细胞中分布广泛，在幼小淋巴芽球及分化阶段的浆细胞中呈阴性。作为更广泛分化阶段使用的 B 细胞标志是 CD79a，它是 B 细胞抗原受体（B-cell receptor, BCR）复合体的一部分。从淋巴芽球到浆细胞中均可以看到，与 CD20 相比，可以识别更广泛分化阶段中的 B 细胞。但是，T 细胞性淋巴芽球性淋巴瘤中，大约可以看到一半。作为胚胎中心细胞的标志，CD10 和 BCL6 是非常有用的，作为急性淋巴性白血病共同抗原而广为人知。分化成活性化 B 细胞或浆细胞的 B 细胞中，可以看到转录因子 MUM1/ IRF4。膜贯通型硫酸类肝素蛋白多糖分子 CD138 在浆细胞中呈阳性。

2. B 细胞淋巴瘤的鉴别

消化管中产生的 B 细胞淋巴瘤几乎包含所有 MALT 淋巴瘤、滤泡性淋巴瘤、MCL、DLBCL、Burkitt 淋巴瘤。首先，第一步是通过 HE 染色标本对肿瘤细胞的增殖图案和细胞大小进行评价。增殖图案包括结节状或弥漫性两种。细胞大小的定义也包括两种，大型细胞应超过成熟淋巴球的 2 倍，或与正常组织球的核大小相同。

1）MALT 淋巴瘤

通过手术标本对病变整体进行观察时，MALT 淋巴瘤中有时可以看到模糊的结节状结构，但正常的活体组织检查材料中是没有结节状结构的，可以看到的是肿瘤细胞密集分布。伴随 Helicobacter pylori（H. pylori）感染的 MALT 淋巴瘤和有 t（11；18）的 MALT 淋巴瘤中，中型以下大小为主体，但也可以看到大型细胞的混杂。呈现向浆细胞分化的状态，经常可以看到核内伪封入体 Dutcher 小体。后者中可以看到中型以下大小的均匀细胞，相对较单调，多半以黏膜深部为病变主要位置。向浆细胞的分化比例均在三成左右。MALT 淋巴瘤中的典型症状是 LEL（lymphoepithelial lesion），但应把伴随有现存腺管变形·破坏的症状视为 LEL，只需进行细胞角蛋

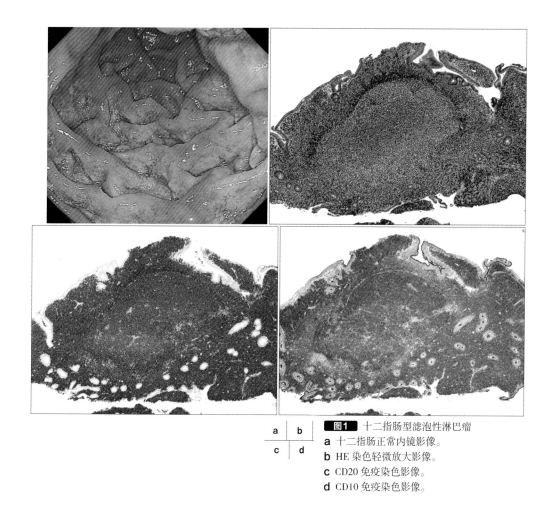

a	b
c	d

图1 十二指肠型滤泡性淋巴瘤
a 十二指肠正常内镜影像。
b HE 染色轻微放大影像。
c CD20 免疫染色影像。
d CD10 免疫染色影像。

白（cytokeratin）的免疫染色即可简单对其识别。

免疫染色中必须把 CD10 阴性的滤泡性淋巴瘤、cyclin D1 阴性的 MCL 排除在外。虽然报告显示，IRTA-1 在滤泡边缘带淋巴瘤中特异性较高[2]，但阳性率似乎并不高。大型细胞显著，Ki-67 阳性率将超过 10% 时，应视为是性状向DLBCL 转化的症状。MALT 淋巴肿瘤中，最大的问题是肿瘤·非肿瘤的鉴别，但作为免疫球蛋白轻锁的 Ig κ，Ig λ 的免疫染色是非常有用的。*in situ* 中的 RNA 检索更加有效，判定也多比较简单。非肿瘤性中 κ/λ 比为（1.5~2）:1 左右，所以当可以按照 κ 大于等于 10、λ 大于等于 5 的比例时，应判断为单克隆。一旦与血浆中的免疫球蛋白发生反应，其判定就会变得非常困难，这是目前的情况，但可以通过向浆细胞分化的肿瘤细胞的胞体进行判定。

2) 滤泡性淋巴瘤

滤泡性淋巴瘤的特征是会形成肿瘤性滤泡，可以通过活体组织检查材料对这一特征进行确认。可以高频率看到滤泡性淋巴瘤的器官是十二指肠，除了十二指肠黏膜固有层内可以看到形成肿瘤性滤泡的影像之外，绒毛内也可以看到相同肿瘤细胞充斥的影像。如果 CD10、BCL12 的免疫染色中，所有肿瘤性滤泡均呈阳性，诊断就比较简单。绒毛内经常会出现 CD10 较弱的情况，但因为原本正常绒毛间质在 B 细胞中几乎均为浆细胞，所以仅从充满 CD20 阳性 B 细胞这一点来看，很有可能是十二指肠型滤泡性淋巴瘤。因为 CD10 阳性且 BCL2 阳性是非常有代表性的症状，所以仅有 BCL2 的情况下，不能成为与其他

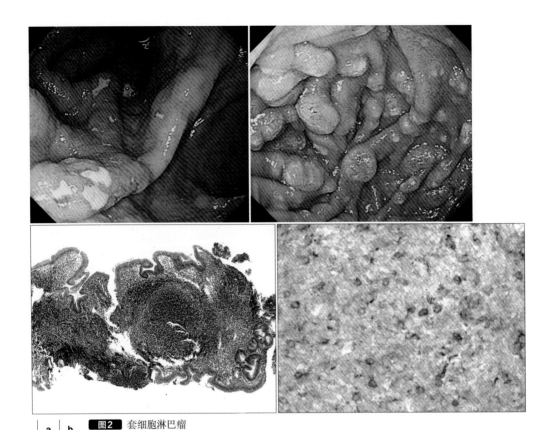

a	b
c	d

图2 套细胞淋巴瘤
a 胃部正常内镜影像。
b 十二指肠正常内镜影像。
c HE 染色轻微放大影像。
d CD5 免疫染色影像。与非肿瘤性细胞相比，肿瘤细胞症状轻微。

淋巴瘤进行鉴别的依据。但是最近我们发现，十二指肠型中根据病变部位的不同，经常会出现缺少 CD10 的情况，这一点必须引起注意[3]（**图1**）。

3）套细胞淋巴瘤（MCL）

　　MCL 的组织影像与转移型 MALT 淋巴瘤类似，但 CD5 和 cyclin D1 均呈阳性。CD5 一般情况下是 T 细胞中广泛分布的一种标志，但是当在 B 细胞淋巴瘤中呈阳性时，与非肿瘤性 T 细胞相比它呈弱阳性，这一点必须特别记录（**图2**）。cyclin D1 有时在浆细胞瘤中也呈阳性，所以不应对 cyclin D1 和 MCL 进行一对一的对应。同时，几乎所有的病患消化管中都高频率发现了 cyclin D1，但也存在发现极少的病患（淋巴结性中大约为一成），这种情况下 SOX11 就变得非常重要。

4）DLBCL

　　如果是大细胞，首先应该想到的是 DLBCL。即使可以看到 MALT 淋巴瘤的成分，但如果以大细胞为主体，且呈弥漫性增殖的图像，就应该是 DLBCL。它是恶性程度较高的淋巴瘤，从临床病理学、免疫学、分子生物学角度来看种类丰富，所以包含了各种疾病，但可以根据全方位的遗传因子解析结果对其进行区分，肿瘤细胞的起源可能来自胚胎中心，可能来自活性化 B 细胞。实际临床中，要进行全方位的遗传因子解析是非常困难的，但免疫染色作为其代替性标志是非常有用的。

　　如果是 GCB（germinal center B-cell like）型，则 CD10 或 BCL6 呈阳性；如果是 ABC（activated B-cell like）型，则 MUM1 呈阳性[4, 5]。我们可以知道淋巴结性病变中，ABC 型和 GCB 型的致

图3 恶性程度较高的 B 细胞淋巴瘤

a high-grade B-cell lymphoma，with MYC and BCL2 and/ or BCL6 translocation（正常内镜影像）。

b high-grade B-cell lymphoma，with MYC and BCL2 and/ or BCL6 translocation（HE 染色中等程度放大影像）。

c high-grade B-cell lymphoma，with MYC and BCL2 and/ or BCL6 translocation（MYC 免疫染色影像）。

d Burkitt 淋巴瘤 （HE 染色深度放大影像）。

e Burkitt 淋巴瘤（MYC 免疫染色影像）。high-grade B-cell lymphoma，with MYC and BCL2 and / or BCL6 translocation 和 Burkitt 淋巴瘤虽然难以通过 HE 染色症状及免疫染色症状来进行鉴别，但前者只有 t（14；18）（q32；q21）、t（8；22）（q24；q11.2）、add（3）（q27）得到了证明，后者只有 t（8；14）（q24；q34）得到了证明。

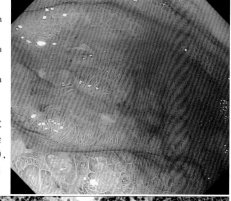

a	
b	c
d	e

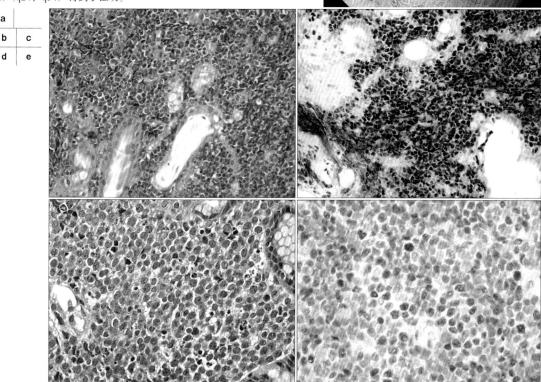

癌分子机构是不同的，分子靶向药的反应性也存在差异。两者在淋巴结性病变中的治疗后恢复情况也不同，但在消化管中，小肠特别是十二指肠是以 GCB 型为主体的，其他是以 ABC 型为主体的，也没有数据显示治疗后的恢复情况有差异。胃部是最易发的器官，化学疗法和放射线疗法几乎可使其九成恢复到 CR（完全宽解），有望治愈，但在治疗有抵抗性或治愈后再发的病患中，有一半病患的 EBV（Epstein-Barr virus）呈阳性，这是值得关注的重要症状[6]。

5）高度恶性的 B 细胞淋巴瘤

高度恶性的 B 细胞淋巴瘤是随遗传因子诊断的时代发展而不断被发现的。Burkitt 淋巴瘤除"starry sky（星空）"影像和特征性细胞影像之外，在免疫染色中均为 CD20 阳性、CD10 阳性、BCL2 阴性、BCL6 阳性、Ki-67 几乎百分之百阳性。

但仅仅如此是不够的，为确定 Burkitt 淋巴瘤的诊断，必须证明 MYC 遗传因子有易位，且 BCL2 或 BCL6 没有易位。

同时，存在 MYC 易位、BCL2 易位、BCL6 易位其中 1 种、2 种甚至 3 种打击的淋巴瘤，可以通过 high-grade B-cell lymphoma, with MYC and BCL2 and/or BCL6 translocation 的捆绑来进行汇总整理。此外，对于免疫染色中可以看到 BCL2 和 c-MYC 症状的病患，作为 double expressor 可以知道治疗后的恢复情况并不好（**图3**）。为供分子生物学检索使用，建议提前保存冰冻材料。

T/NK 细胞淋巴瘤

1. T/NK 细胞标志

与 B 细胞相比，T 细胞的分化更加复杂，细胞种类也更多。作为构成 T 细胞受体的子单位，包括 $\alpha\beta$ 型、$\gamma\delta$ 型、β 型等 3 种细胞，大部分细胞为 $\alpha\beta$ 型受体。虽然形成 $\alpha\beta$、$\gamma\delta$ 型受体和复合体的分子为 CD3，但作为 T 细胞标志，CD3ε 最为常用。但是，日常用的 CD3ε 是以细胞质里面部分为抗原的，即使是 NK 细胞也呈阳性。如果是 NK 细胞，CD 呈阴性的情况较多，应和 CD56 并用。

拥有 $\alpha\beta$ 型受体的 T 细胞，主要可以分类为细胞伤害性 T 细胞、辅助 T 细胞、控制性 T 细胞等。作为细胞伤害性 T 细胞的标志，CD8、细胞伤害分子的穿孔素（perforin）、颗粒酶（granzyme）B、TIA-1 等都非常有用。辅助 T 细胞根据其功能、产生的细胞活素的不同，可以分类为 Th1、Th2、Th9、Th17、Th22 和滤泡辅助 T 细胞（Tfh）。控制性 T 细胞的趋化因子受体 CCR4、低亲和性 IL2（interleukin2）受体 CD25、转录因子 FOXP3 均呈阳性。

分布在肠道中的 $\gamma\delta$ 型细胞具有自然免疫和获得免疫的中间性作用。需使用 CγM1 抗体识别这些细胞。

作为 NK 细胞的标志，免疫球蛋白 Fc 部分的受体 CD16 和细胞连接因子 CD56 都是有用的。

2. T/NK 细胞淋巴瘤的鉴别

本机构中诊断的消化管 T/NK 细胞淋巴瘤如表 2 所示。

1）成人 T 细胞白血病 / 淋巴瘤

成人 T 细胞白血病 / 淋巴瘤毫无疑问是 HTLV-1（human T-cell leukemia virus Type [1] 引起的一种淋巴瘤。正常情况下呈现控制性 T 细胞的性状，CD3 阳性、CD4 阳性、CD8 阴性、CCR4 阳性、CD25 阳性、FOXP3 阳性。所有病患中的细胞伤害性分子均为阴性，这种现象对鉴别来说是非常重要的。对实际诊断来说，有无 ATLA（adult T-cell leukemia-associated antigen）抗体是非常重要的一个信息。末梢 T 细胞淋巴瘤中，细胞伤害性分子为阴性且 ATLA 为阳性，日常性诊断中将被诊断为成人 T 细胞白血病 / 淋巴瘤。

2）未分化大细胞淋巴瘤

未分化大细胞淋巴瘤中，可以看到大而特别异型的肿瘤细胞呈弥漫性增殖，必须对低分化癌症和恶性黑色瘤进行鉴别。虽然 ALK 阳性与阴性中病型不同，但 CD30 在所有情况下均为阳性。虽然作为 T 细胞标志的 CD2、CD3、CD5 的症状有所偏差，但作为细胞伤害性标志的 TIA-1、granzyme B、perforin 呈阳性的病患较多。CD8 正常情况下为阴性。

3）肠管病型 T 细胞淋巴瘤

2008 年版的 WHO 分类中，肠管病型 T 细胞淋巴瘤记载有 2 种病型，但此次修订中把在日本与腹腔疾病无关的、被称为肠管病型 T 细胞淋巴瘤当作 monomorphic epitheliotropic intestinal T-cell lymphoma 从肠管病型中分类出来了。该细胞淋巴瘤由均匀肿瘤细胞构成，正常情况下 CD8 为阳性、CD56 为阳性、CγM1 为阳性，呈现 $\gamma\delta$ 型 T 细胞的性状（**图4**）。

4）结外性鼻型 NK/T 细胞淋巴瘤

结外性鼻型 NK/T 细胞淋巴瘤的消化管浸润也很少会遇到。可以看到大小不同的各种异型细胞浸润，不会形成结实完整的肿瘤。细胞质内的 CD3ε 为阳性，CD56 为阳性，细胞伤害性标志为阳性。原则上，EBER-ISH（EBV-encoded small RNA in situ hybridization）为阳性。

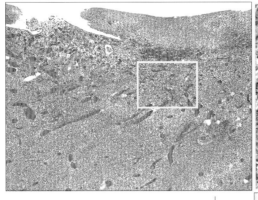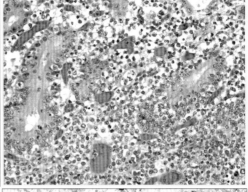

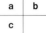

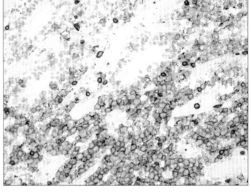

图4 肠管病型 T 细胞淋巴瘤
a HE 染色轻微放大影像。
b HE 染色深度放大影像。沿上皮可以看到肿瘤细胞浸润。
c CD8 免疫染色影像。

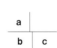

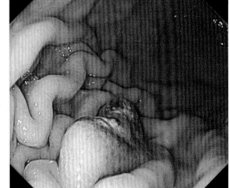

图5 移植后淋巴增殖异常病
a 正常内镜影像。
b HE 染色轻微放大影像。
c EBER-ISH。组织影像中不能与 DLBCL 进行区分。

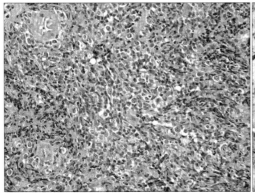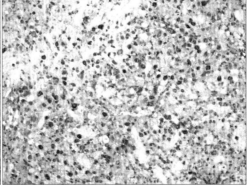

5）末梢性 T 细胞淋巴瘤、非特定

除上述疾病以外的病症应属于末梢性 T 细胞淋巴瘤、非特定，正如"非特定"字面意思所表达的那样，它没有疾病特异性标志。

3. 淋巴增殖异常病

有时还可以在消化管中看到免疫不健全相关淋巴增殖疾病。这是在移植后对因使用免疫抑制剂造成移植后淋巴增殖异常病和炎症性疾病的病患使用甲氨蝶呤等时产生的。移植后淋巴增殖异常病包括接近的病变到淋巴瘤，所以不管是通过组织学症状还是通过免疫染色，都不可能与淋巴瘤进行鉴别（**图 5**）。甲氨蝶呤相关淋巴瘤增殖异常病的组织影像也丰富多彩，但呈现最多的是 DLBCL 的组织影像，EBV 在大约一半的病患中都为阳性。同时，与免疫不健全无关联的且产生于消化管的 NK 细胞性淋巴增殖异常病的概念逐渐得到确立 [7-9]。

结语

关于产生于消化管的淋巴瘤，本文主要对通过免疫染色进行诊断时的要点进行了论述。能够备齐本文中记载的所有抗体的病理检查室的数量肯定是有限的，但必须和病理医生进行详细商谈，必要情况下还应向专业机构进行咨询。同时，即使向病理诊断医生提供了用福尔马林固定的病检标本，也不一定能得出确切的诊断结果，所以建议对病检标本进行冷冻保存。

参考文献

[1] Swerdlow SH, Campo E, Pileri SA, et al. The 2016 revision of the World Health Organization classification of lymphoid neoplasms. Blood 127:2375-2390, 2016

[2] Falini B, Agostinelli C, Bigerna B, et al. IRTA1 is selectively expressed in nodal and extranodal marginal zone lymphomas. Histopathology 61:930-941, 2012

[3] Ohnishi N, Takata K, Takata MT, et al. CD10 down expression in follicular lymphoma correlates with gastrointestinal lesion involving the stomach and large intestine. Cancer Sci 107:1687-1695, 2016

[4] Hans CP, Weisenburger DD, Greiner TC, et al. Confirmation of the molecular classification of diffuse large B-cell lymphoma by immunohistochemistry using a tissue microarray. Blood 103:275-282, 2004

[5] Chang CC, McClintock S, Cleveland RP, et al. Immunohistochemical expression patterns of germinal center and activation B-cell markers correlate with prognosis in diffuse large B-cell lymphoma. Am J Surg Pathol 28:464-470, 2004

[6] Yoshino T, Nakamura S, Matsuno Y, et al. Epstein-Barr virus involvement is a predictive factor for the resistance to chemoradiotherapy of gastric diffuse large B-cell lymphoma. Cancer Sci 97:163-166, 2006

[7] Takeuchi K, Yokoyama M, Ishizawa S, et al. Lymphomatoid gastropathy：a distinct clinicopathologic entity of self-limited pseudomalignant NK-cell proliferation. Blood 116:5631-5637, 2010

[8] Mansoor A, Pittaluga S, Beck PL, et al. NK-cell enteropathy：a benign NK-cell lymphoproliferative disease mimicking intestinal lymphoma：clinicopathologic features and follow-up in a unique case series. Blood 117:1447-1452, 2011

[9] Takata K, Noujima-Harada M, Miyata-Takata T, et al. Clinicopathologic analysis of 6 lymphomatoid gastropathy cases：expanding the disease spectrum to CD4-CD8+ cases. Am J Surg Pathol 39:1259-1266, 2015

Summary

Immunohistochemical Diagnosis
of Gastrointestinal Lymphoma

Takehiro Tanaka[1], Noriko Okazaki[2],
Tadashi Yoshino

The diagnosis of lymphoma is based on the combined findings of HE staining and immunostaining of the specimen. Although the use of immunostaining is blindly increasing, it is difficult to make a specific diagnosis because of the presence of a wide variety of lymphoma subtypes in the WHO classification. Although publishing a "Blue Book" has been planned for aiding the diagnosis of lymphoma, its release has not yet been finalized. In 2016, its outline was published in the Bood journal. Genetic abnormalities have been specifically included in the diagnosis ; i.e., assessing only the morphology and immunostaining of the lymphoma may not lead to its diagnosis, according to the next WHO classification. In this manuscript, we focus on lymphomas occurring in the gastrointestinal tract and outline the immunostaining required for their diagnosis.

[1] Department of Pathology, Okayama University Hospital, Okayama, Japan

[2] Department of Pathology, Okayama University Graduate School of Medicine, Dentistry and Pharmaceutical Sciences, Okayama, Japan

内分泌细胞肿瘤和免疫组化染色

岩渊 三哉[1]

须贝 美佳

林 真也

畔上 公子

山田 健太郎

摘要●消化管的类癌瘤和内分泌细胞癌统一被称为内分泌细胞肿瘤，但其实是发病状态完全不同的两种肿瘤。应根据异型程度的不同，对类癌瘤和内分泌细胞癌进行严格的区分处理。本文将对以下及其关联事项进行论述。类癌瘤和内分泌细胞癌均由内分泌细胞构成，这是使用内分泌标志染色后确认的。类癌瘤与内分泌细胞癌的鉴别过程中，Ki-67 染色和 p53 蛋白染色作用显著。为对类癌瘤治疗后的恢复状况进行推测，可以通过血管内皮标志染色进行血管侵袭确认，并参考 Ki-67 染色的 Ki-67 指数。为对类癌瘤的药物疗法效果进行预测，将使用 SSTR2A 染色和 mTOR 染色。荷尔蒙染色和胃肠型黏液性状标志染色对阐明肿瘤细胞的特性非常有用。对类癌瘤·内分泌细胞癌和非内分析组织肿瘤进行组织学性鉴别时，需组合内分泌标志染色和鉴别肿瘤的特异性标志染色。

关键词　类癌瘤　内分泌细胞癌　neuroendocrine tumor neuroendocrine carcinoma

[1]新潟大学大学院保健学研究科検查技術科学分野
　〒951-8518新潟市中央区旭町通2-746　E-mail : iwafuchi@clg.niigata-u.ac.jp

前言

　　消化管内分泌细胞肿瘤是以消化管为原始发病部位的癌症肿瘤的总称[1-4]，肿瘤性内分泌细胞密集，并配列成绳索状、玫瑰花状、腺胞状胞巢等代表性结构，伴有毛细血管中富含的纤细间质，形成结实的肿瘤块后再增殖。免疫组化染色对确认内分泌细胞肿瘤的定义（肿瘤内分泌细胞构成）、组织分类、特性解析及鉴别诊断都是不可或缺的。本文将对内分泌细胞肿瘤判定、组织分类、预后因素、治疗、产生荷尔蒙、细胞特性、病态及组织学性鉴别诊断中频繁使用的免疫组化（免疫组织化学）染色及其关联事项进行论述。

　　本文将沿用日本分类中的类癌瘤和内分泌细胞癌等组织名称进行论述。本文中的内分泌细胞癌这一术语指的是纯粹的内分泌细胞癌及由内分泌细胞癌成分和腺癌成分构成的复合型癌症（腺内分泌细胞癌）的内分泌细胞癌部分。

内分泌细胞肿瘤的概念和免疫组织化学染色

　　消化管内分泌细胞肿瘤中，发生路径不同的两种肿瘤被统一到了一起[3, 4]。第 1 种是类癌瘤，它来自消化管上皮的干细胞，获得向内分泌细胞分化的分化能量的幼小内分泌细胞是其主要产生路径。类癌瘤一般情况下是由低异型度、低增殖性的肿瘤性内分泌细胞构成的恶性程度较低的癌症（**图 1a**）。

　　第 2 种就是内分泌细胞癌，先行的主要在管

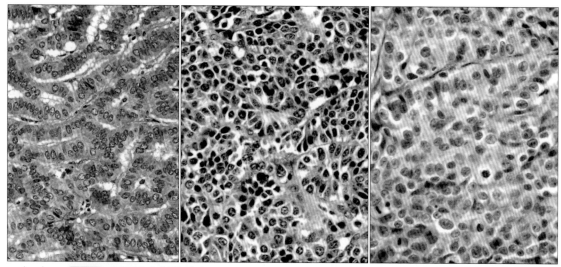

图1 类癌瘤和内分泌细胞癌

a 类癌瘤。
b 内分泌细胞癌小细胞型。
c 内分泌细胞癌大细胞型。

| a | b | c |

状腺癌内的腺癌细胞向内分泌细胞的分化后，会出现肿瘤性内分泌细胞，这是内分泌细胞癌产生的主要路径。内分泌细胞癌是一种由高异型度、高增殖性肿瘤性内分泌细胞构成的重度恶性癌症（**图1b，c**）。类癌瘤和内分泌细胞癌的共同点是两者均由肿瘤性内分泌细胞构成，但从组织产生、构成细胞的特性、遗传因子异常、恶性程度、治疗后恢复情况等来看，两者属于不同病态的肿瘤。类癌瘤和内分泌细胞癌属于同一腺上的病症，但不能仅从异型度、分化度、细胞增殖性的不同来把握肿瘤，而应当作完全不同的病态，从细胞·组织症状出发进行严格的区分，并进行临床学·病理学处理。免疫组化染色对鉴别类癌瘤和内分泌细胞癌及特性解析都是极其有用的。

内分泌细胞肿瘤的组织诊断和免疫组织化学染色

1. 内分泌细胞肿瘤的判定

根据 HE 染色标本的胞巢形态和细胞症状，如果可以看到内分泌细胞肿瘤相关的充实性肿瘤，则应通过免疫组化染色对肿瘤细胞向内分泌细胞的分化进行判定。内分泌标志染色中，可频繁使用细胞质标志 PGP（protein gene peptide）95、神经元突触小胞状空胞标志 SYN（synaptophysin）、细胞膜标志 NCAM（neural cell adhesion molecule CD56）、内分泌颗粒标志 CGA（chromogranin A）（**图2**）。作者病例的胃部内分泌细胞癌的内分泌标志阳性率为 CGA 79%、SYN 88%、NSE（neuron-specific enolase）82%、PGP9.5 67%、NCAM 73%，各个染色中呈高度弥漫性阳性的病患比例为52% ~ 79%[5]。

内分泌标志染色的注意事项为：染色结果受肿瘤细胞向内分泌细胞的分化程度、固定条件、未染切片的保存状态·期间、抗体的来源和状态、染色方法、抗原激活法等各项条件的影响而发生变动，并非所有内分泌标志都会呈阳性，内分泌标志有时在非内分泌细胞中也会呈阳性（例如：SYN、NCAM）。因此，必须一并使用多个内分泌标志染色进行判定，这一点至关重要。

确定内分泌细胞肿瘤时必须综合多个内分泌标志染色，且构成内分泌细胞肿瘤相关充实性肿瘤的大部分（至少大约 2/3 或 70%）肿瘤细胞呈内分泌标志阳性（**图2**）。在疑似内分泌细胞癌的肿瘤中，如果内分泌标志阳性细胞不充分，

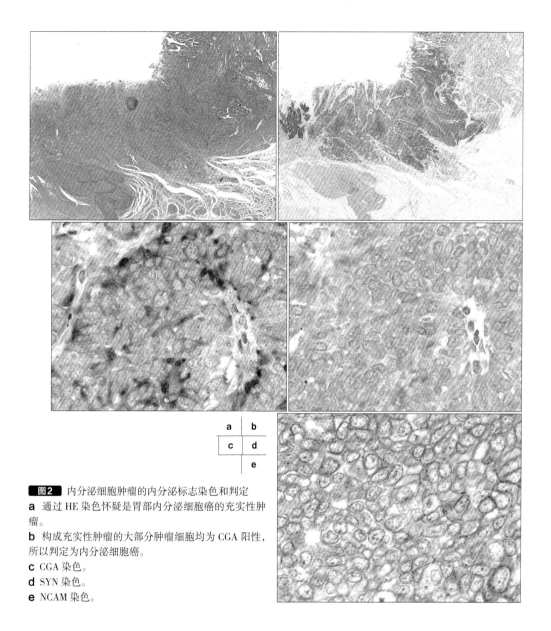

a	b
c	d
	e

图2 内分泌细胞肿瘤的内分泌标志染色和判定

a 通过 HE 染色怀疑是胃部内分泌细胞癌的充实性肿瘤。

b 构成充实性肿瘤的大部分肿瘤细胞均为 CGA 阳性，所以判定为内分泌细胞癌。

c CGA 染色。

d SYN 染色。

e NCAM 染色。

就可能是分化程度较低的分泌细胞癌和拥有少量内分泌细胞的低分化腺癌充实型。怀疑是前者时，如果按照目前的方法无法对两者进行区分，则应将其从内分泌细胞癌的确诊病患中排除。

2. 内分泌细胞肿瘤的组织分类

被判定为内分泌细胞肿瘤时，下一步应对类癌瘤和内分泌细胞癌进行鉴别。因为两者的恶性程度和治疗方针都千差万别。对类癌瘤和内分泌细胞癌进行鉴别诊断时，基本还是通过肿瘤细胞的异型度来区分的。类癌瘤由小型至中型低异型度细胞构成（**图 1a**），内分泌细胞癌则由小型至大型的高异型度细胞构成（**图 1b，c**）。

根据 Ki-67 染色的 Ki-67 染色指数进行的细胞增殖性能判定，对鉴别类癌瘤和内分泌细胞癌非常有用（**图 3**）。因为一般情况下 Ki-67 指数在类癌瘤中较低，而在内分泌细胞癌中较高。从 Ki-67 指数来看，作者病例的胃部类癌瘤中很多都小于等于 4%，而胃部内分泌细胞癌大多为 60% ~ 90%。WHO 分类中，根据 Ki-67 指数可以分类为 NET G1（小于等于 2%）、NET G2

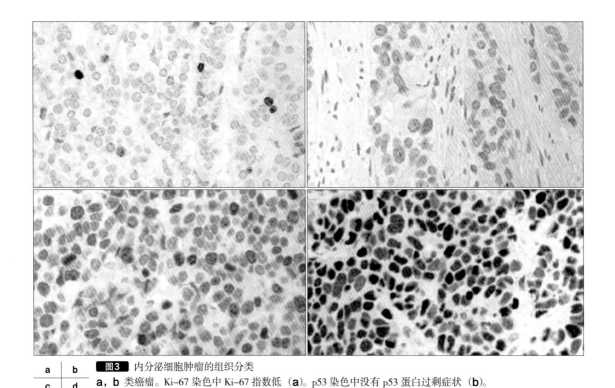

a	b
c	d

图3 内分泌细胞肿瘤的组织分类

a，b 类癌瘤。Ki-67 染色中 Ki-67 指数低（**a**）。p53 染色中没有 p53 蛋白过剩症状（**b**）。
c，d 内分泌细胞癌。Ki-67 染色中 Ki-67 指数高（**c**）。p53 染色中有 p53 蛋白过剩症状（**d**）。

（3% ~ 20%）、NEC（大于 20%）[6]。

　　p53 蛋白染色对鉴别类癌瘤和内分泌细胞癌也是有用的（**图3**）。内分泌细胞癌病患中，大约一半病患中可以看到核呈弥漫性阳性的 p53 蛋白过剩症状[7, 8]。另一方面，类癌瘤中，虽然 p53 蛋白阳性核有时是散乱性分布的，但未发现 p53 蛋白过剩症状。

3. 内分泌细胞肿瘤的预后因素

　　类癌瘤一般为恶性程度较低的癌症。如何鉴别有可能造成深度浸润和转移，有时还会出现预后不良且恶性程度较严重（能浸润・能转移）的类癌瘤是一大难题。为对原始发病部位中的高度恶性肿瘤进行组织学推断，组合使用作为组织形态指靶向肿瘤直径（肿瘤直径大于等于 1cm）、侵入深度（向固有肌肉层以下的浸润）、组织学 3 个指靶向细胞异型（高异型度）、核分裂影像（至少 2 个 /10 个高倍视野）及血管侵袭、作为

细胞增殖指靶向 Ki-67 染色的 Ki-67 指标（大于等于 2%）是非常有用的[3]。

　　免疫组化染色适用于对血管侵袭进行确认和对 Ki-67 指数进行计算。为对淋巴管侵袭进行确认，淋巴管内皮细胞标志 D2-40（**图4a**）是非常有用的，为对静脉侵袭进行确认，静脉壁的弹性纤维染色（维多利亚蓝染色）是非常有用的，除此之外，血管内皮细胞标志 CD31、CD34 染色也是有用的[3]。

　　内分泌细胞癌中可以看到很高的 Ki-67 指标，及高频率、严重的血管侵袭。

4. 内分泌细胞肿瘤的治疗

　　报告显示，作为类癌瘤的药物疗法包括生长激素抑制素模拟制剂和 mTOR（mammalian target of rapamycin）抑制剂。利用免疫染色检查生长激素抑制素受体（somatostatin receptor type 2 agonists，SSTR2A）和确认 p-mTOR 症状对预测

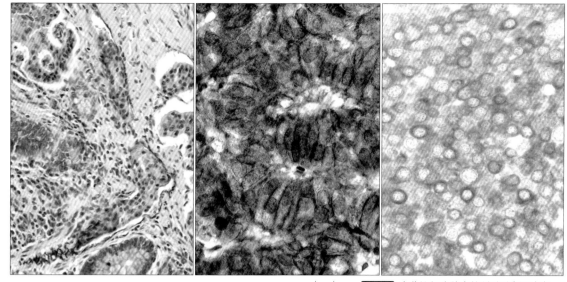

a | b | c

图4 内分泌细胞肿瘤的预后因素和治疗
a 利用 D2-40 染色确认类癌瘤的淋巴管侵袭。
b 通过 SSTR2A 染色确认类癌瘤中的症状。
c 通过 p-mTOR 染色确认类癌瘤中的症状。

治疗效果是非常重要的（**图 4b，c**）。

5. 内分泌细胞肿瘤的产生荷尔蒙

类癌瘤根据镀银染色大致被分为银亲和性类癌瘤和好银性类癌瘤。根据利用免疫组化染色会产生荷尔蒙的特性，前者可以和血清素（serotonin）产生的类癌瘤（WHO 分类：EC cell serotonin-producing NET）[6] 进行替换，后者可以和多肽激素（peptide hormone）产生的类癌瘤（WHO 分类：Gcell gastrin-producing NET 等）进行替换。

十二指肠中会出现 peptide hormone 产生类癌瘤，回肠中会出现 serotonin 产生类癌瘤[9]。阑尾中 serotonin 产生类癌瘤较多（作者病例比例：76%），peptide hormone 产生类癌瘤较少（24%）。直肠中 peptide hormone 产生类癌瘤较多（90%），serotonin 产生类癌瘤较少（10%）。serotonin 产生类癌瘤不管发生于哪个部位，肿瘤细胞的大部分均为 serotonin 阳性（**图 5a**）。peptide hormone 产生类癌瘤根据发生部位的不同，会呈现产生有代表性的 1 种或几种荷尔蒙的倾向。十二指肠第 1 部分会高频率高密度出现胃泌素（gastrin），

十二指肠第 2 部分中会高频率高密度出现生长激素抑制素（somatostatin），阑尾中会高频率高密度出现多肽 YY（peptide YY）、肠高血糖素（glicentin），直肠中会高频率高密度出现 PP、peptide YY、glicentin（**图 5b**）。

胃部类癌瘤为好银性类癌瘤。I 型类癌瘤的萎缩性胃底腺黏膜区域中产生的类癌瘤大部分为 VMAT-2［vesicular monoamine transporter2，ECL（enterochromaffin-like）细胞标志］阳性细胞主体，也可以看到少数生长素（ghrelin）细胞主体[10]。II 型、IV 型类癌瘤主要也是 ECL 细胞性类癌瘤。III 型类癌瘤中有时包含少数 gastrin、serotonin、ghrelin 细胞等。

内分泌细胞癌中，即使通过 CGA 染色确认到了内分泌颗粒，一般情况下构成肿瘤细胞的大部分在已知荷尔蒙染色中为阴性（**图 5c**）。胃部内分泌细胞癌中有时可以看到少数 serotonin、peptide YY、somatostatin、PP 细胞，大肠内分泌细胞癌中有时可以看到少数 serotonin、glicentin、peptide YY、somatostatin、PP 细胞[10]。偶尔还可以看到 serotonin 细胞主体的内分泌细胞癌[11]。

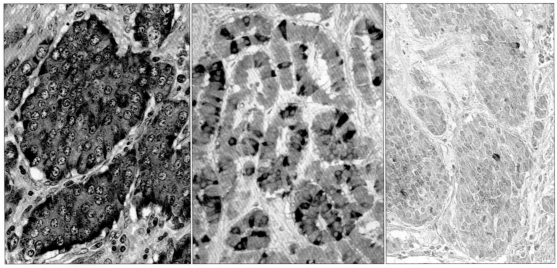

| a | b | c |

图5 内分泌细胞肿瘤的产生荷尔蒙
a 回肠类癌瘤在 serotonin 染色中呈弥漫性阳性。
b 直肠类癌瘤在 PP 染色中呈阳性。
c 胃部内分泌细胞癌中可以看到少数的 serotonin 细胞。

6. 内分泌细胞肿瘤的细胞特性

使用免疫组化染色时，内分泌细胞癌中可以高频率看到黏液性状标志。同时，同一肿瘤细胞内还可以确认到内分泌标志和胃肠型黏液性状标志的症状。胃部内分泌细胞癌中，肠型性状标志 CD10（作者病例比例 46%）和 MUC2（30%）的症状都比胃型性状标志 MUC5AC（18%）和 MUC6（15%）的症状要明显，从黏液性状来看，肠型（46%）·肠优越型（6%）也比胃型（6%）·胃优越型（12%）要高许多，这是黏液性状的主要特征[5]。

类癌瘤中，一般情况下不会有黏液性状标志的症状。

7. 内分泌细胞肿瘤的背景病态

胃部类癌瘤中，Ⅰ型（自我免疫性慢性胃炎相关）、Ⅱ型（多发性内分泌腺肿病或 Zollinger–Elloson 综合征及并发症Ⅳ型（壁细胞功能不全）中细胞为主体的胃液素血症之后，胃底腺黏膜区域中出现了以 ECL 内分泌细胞过形成现象，内分泌细胞微小胞巢、类癌瘤多发[12, 13]（图6）。病态确认过程中 CGA 染色、VMAT-2 染色非常

有用。Ⅰ型和Ⅳ型中，幽门腺黏膜中可以看到 gastrin 细胞过形成（图6），Ⅱ型中可以在相关肿瘤上确认到 gastrin 的产生。

多发性内分泌腺肿病1型中，十二指肠第1部分和第2部分中 gastrin 产生类癌瘤多发，von Recklinghausen 病中十二指肠乳头部位 somatostatin 产生类癌瘤多发，von Hippel–Lindau 病中十二指肠上 somatostatin 产生类癌瘤多发。

内分泌细胞肿瘤的组织学鉴别诊断和免疫组化染色

从组织学上来说需与内分泌细胞肿瘤进行鉴别的肿瘤多为圆形至多边形细胞充实性增殖的非内分泌组织肿瘤（表1）[14]。应通过组织细胞症状及内分泌标志染色和鉴别肿瘤的特异性标志染色的组合来进行鉴别诊断。

通过外科方式及内镜方式摘除标本时，可以知道肿瘤组织的整体情况和消化管壁内的情况，通过 HE 染色也可对疾病进行鉴别诊断和推测。但是，如果活体组织检查标本中肿瘤组织的量较少，就不能了解肿瘤组织的整体影像和在消

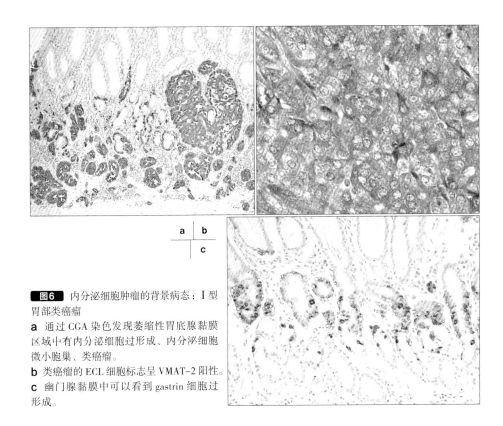

图6 内分泌细胞肿瘤的背景病态：Ⅰ型胃部类癌瘤

a 通过 CGA 染色发现萎缩性胃底腺黏膜区域中有内分泌细胞过形成、内分泌细胞微小胞巢、类癌瘤。

b 类癌瘤的 ECL 细胞标志呈 VMAT-2 阳性。

c 幽门腺黏膜中可以看到 gastrin 细胞过形成。

表1 消化管内分泌细胞肿瘤的组织学鉴别诊断[14]

	类癌瘤的鉴别疾病	内分泌细胞癌的鉴别疾病
非肿瘤	非肿瘤性内分泌细胞微小胞巢	
内分泌细胞肿瘤	内分泌细胞癌	类癌瘤
非内分泌组织肿瘤 （圆形·多边形细胞肿瘤）	血管球肿瘤	低分化腺癌充实型
	颗粒细胞瘤	肝样腺癌（AFP 产生胃癌的充实部位）
	浆细胞瘤	类基底细胞（扁平上皮）癌
	恶性淋巴瘤	低分化扁平上皮癌
		未分化癌
		恶性淋巴瘤（弥漫性大细胞型淋巴瘤）
		恶性黑色瘤
		消化管间质肿瘤（类上皮状细胞型）
一般性腺癌		管状腺癌 + 内分泌细胞
		低分化腺癌 + 内分泌细胞
非内分泌组织肿瘤	呈现非特异性内分泌标志阳性的腺癌	呈现非特异性内分泌标志阳性的腺癌

AFP：甲胎蛋白。

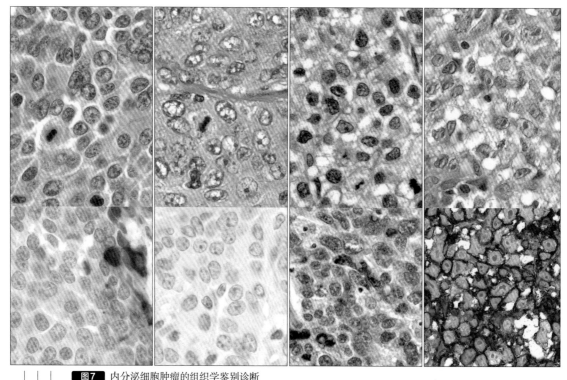

图7 内分泌细胞肿瘤的组织学鉴别诊断

a b c d

a 内分泌细胞大细胞型。HE 染色影像（上）和 CGA 染色阳性（下）。
b 低分化腺癌充实型。HE 染色影像（上）和 SYN 染色阴性（下）。
c 肝样腺癌。HE 染色影像（上）和 AFP 染色阳性（下）。
d 弥漫性大细胞型 B 细胞型淋巴瘤。HE 染色影像（上）和 CD20 染色阳性（下）。

化管壁内的存在部位，所以多半必须根据肿瘤细胞的症状，同时一并使用免疫组化染色进行鉴别诊断。

1. 类癌瘤的鉴别疾病

类癌瘤很多可以根据特征性组织细胞症确定组织诊断，并进行推断。

血管球瘤增殖的主要位置为固有肌层。血管球瘤细胞为 α-SMA 阳性。

颗粒细胞瘤呈现丰富的细颗粒状细胞质，并携带 PAS (periodic acid Schiff) 阳性颗粒，呈 S100 蛋白阳性。

浆细胞瘤、恶性淋巴瘤呈弥漫性增殖，不会形成胞位，因肿瘤细胞的配列和形态等信息较多，所以很多情况下只知道肿瘤组织的整体影像和消化管壁内的存在部巢。浆细胞及淋巴瘤标志呈阳性。

2. 内分泌细胞癌的鉴别疾病

内分泌细胞癌小细胞型，只需通过典型的

细胞·组织症状即可简单对内分泌细胞性进行推测（**图 1b**）。但是，因为活体组织检查标本中信息量较少，所以需通过内分泌标志染色阳性和低分化腺癌充实型进行鉴别，通过上皮标志染色阳性和淋巴球标志染色阴性排除恶性淋巴瘤。另一方面，如果是内分泌细胞癌大细胞型（**图 1c**），因为很难根据切除标本、活体组织检查标本发现内分泌细胞性，所以低分化腺癌充实型是主要鉴别对象。看到疑似内分泌细胞癌大细胞型的组织细胞症状时，应积极进行内分泌标志染色，确定组织诊断（**图 7a**）。

低分化腺癌充实型中，没有炎症细胞浸润或炎症细胞浸润较少的癌症，是必须与内分泌细胞癌进行鉴别的对象病症。如果内分泌标志为阴性，就可以将其从内分泌细胞癌中排除（**图 7b**）。如果可以看到少数的内分泌标志阳性细胞，则应判定为"有少数内分泌细胞的低分化腺癌充实型"。这种情况下，虽然也可以怀疑是分化程度较低的内分泌细胞癌，但不能诊断为内分泌细胞癌。

与内分泌细胞癌进行比较时，肝样腺癌〔AFP（α–fetoprotein）产生胃癌的充实部位〕只有大细胞型。肝样腺癌的AFP、SALL4（sal-like protein 4）、GPC3（glypican2）阳性对鉴别是非常有用的（**图7c**）。

类基底细胞（扁平上皮）癌中，高分子cytokeratin、bcl-2、vimentin阳性非常有用。

恶性淋巴瘤的弥漫性大细胞型淋巴瘤有时必须与内分泌细胞癌进行鉴别（主要通过活体组织检查标本）。恶性淋巴瘤中，肿瘤细胞没有结合性，淋巴球标志呈阳性（**图7d**）。

恶性黑色瘤中，缺少或缺乏黑色素的肿瘤是需和内分泌细胞癌进行鉴别的对象病症（主要通过活体组织检查标本）。恶性黑色瘤为HMB–45（human melanin black 45）、melan A、S100蛋白阳性。

胃肠道间质瘤（gastrointestinal stromal tumor，GIST）增殖的主要位置为固有肌层。类上皮状细胞型GIST有时是需和内分泌细胞癌进行鉴别的对象病症（主要通过活体组织检查标本）。GIST为KIT及CD34阳性。

3. 内分泌标志阳性的非内分泌组织肿瘤

免疫染色中，"内分泌标志"在胃上皮的非内分泌组织细胞中有时也会呈现"非特异性"的阳性。例如，SYN和NCAM染色在呈现炎症性、反应性和萎缩性变化的胃底腺细胞和幽门腺细胞中为阳性。面对这些细胞状态，我们可以想到的病症有SYN阳性和NCAM阳性的腺癌（例如胃底腺型腺癌）。这种情况下，除了HE染色的组织·细胞症状之外，还必须一并使用多个内分泌标志染色（CGA和荷尔蒙染色阴性及阳性细胞少）排除内分泌细胞肿瘤，通过非内分泌标志即腺窝上皮细胞标志MUC5AC、辅助细胞标志MUC6、壁细胞标志反质子泵H$^+$/K$^+$–ATPaseα亚单位（质子泵）、主细胞标志pepsinogen I阳性对非内分泌组织肿瘤进行确认，与类癌瘤及内分泌细胞癌进行鉴别，这一点非常重要。

结语

本文对消化管内分泌细胞肿瘤中囊括的类癌瘤和内分泌细胞癌的免疫组化染色及其特性相关项目进行了概述。

参考文献

[1] 遠城寺宗知, 渡辺英伸. 消化管カルチノイドの病理. 胃と腸 10:615-624, 1975

[2] Matsusaka T, Watanabe H, Enjoji M. Oat-cell carcinoma of the stomach. Fukuoka Igaku Zasshi 67:65-73, 1976

[3] 岩渕三哉, 渡辺徹, 坂下千明, 他. 消化管内分泌細胞腫瘍の概念·分類·病理診断. 臨消内科 21:1361-1376, 2006

[4] 岩渕三哉, 渡辺徹, 本間陽奈, 他. 消化管内分泌細胞腫瘍の日本の分類と2010年WHO分類との対比. 胃と腸 48:941-955, 2013

[5] 岩渕三哉, 草間文子, 渡辺徹, 他. 胃の内分泌細胞癌の特性. 病理と臨 23:966-973, 2005

[6] Bosman FT, Carneiro F, Hruban RH, et al（eds）WHO Classification of Tumours of the Digestive System. IARC Press, Lyon, pp 10-417, 2010

[7] 草間文子, 岩渕三哉, 渡辺徹, 他. 胃内分泌細胞癌の組織発生—黏液形質, Cdx2, p53蛋白染色からみて. ホルモンと臨 55（増刊）:211-218, 2007

[8] Nishikura K, Watanabe H, Iwafuchi M, et al. Carcinogenesis of gastric endocrine cell carcinoma：analysis of histopathology and p53 gene alteration. Gastric Cancer 6:203-209, 2003

[9] 岩渕三哉, 渡辺英伸, 野田裕, 他. 腸カルチノイドの病理. 胃と腸 24:869-882, 1989

[10] 坂下千明, 岩渕三哉, 渡辺徹, 他. A型慢性胃炎におけるVMAT-2細胞とghrelin細胞の検討. ホルモンと臨 56（増刊）:125-131, 2008

[11] 岩渕三哉, 西倉健, 渡辺英伸, 他. 胃と大腸の早期内分泌細胞癌. 消内視鏡 7:275-284, 1995

[12] Rindi G, Luinetti O, Cornaggia M, et al. Three subtypes of gastric argyrophil carcinoid and the gastric neuroendocrine carcinoma：a clinicopathologic study. Gastroenterology 104:994-1006, 1993

[13] Rindi G, Bordi C, Rappel S, et al. gastric carcinoids and neuroendocrine carcinomas；Pathogenesis, pathology, and behavior. World J Surg 20:168-172, 1996

[14] 岩渕三哉. カルチノイド腫瘍, 内分泌細胞癌. 深山正久, 大倉康男（編）. 腫瘍病理鑑別診断アトラス胃癌, 第2版. 文光堂 pp 89-109, 2015

Summary

Immunohistochemistry of Endocrine Cell Tumors of the Digestive Tract

Mitsuya Iwafuchi[1], Mika Sugai, Shinya Hayashi, Kimiko Azegami, Kentarou Yamada

Although commonly called as endocrine cell tumors, carcinoid tumors and endocrine cell carcinomas of the digestive tract are different diseases and should be diagnosed distinctively based on atypical grade of tumor cells. Endocrine differentiation of carcinoid tumors and endocrine cell carcinomas is confirmed by immunohistochemistry of endocrine markers. Ki-67 stain and p53 protein stain are useful for differential diagnosis between carcinoid tumors and endocrine cell carcinomas. Vascular invasion detected by endothelial marker stain and Ki-67 index count by Ki-67 stain are used for the prediction factor of tumor behavior and prognosis. SSTR2A and mTOR expression are used immunohistochemically to predict the drug effect to carcinoid tumors, Hormone production and gastrointestinal mucous phenotypes are examined to analyse the tumor cell nature. Carcinoid tumors/endocrine cell carcinomas and non-endocrine tumors are histologically differential diagnosed by combination of endocrine marker stains and specific marker stains for non-endocrine tumors.

[1] Laboratory of Pathology, Medical Laboratory Science, Niigata University Graduate School of Health Sciences, Niigata, Japan

主题　临床医生应掌握的免疫组化染色的知识

转移性肿瘤和免疫组化染色

菅井 有[1]

上杉 宪幸

藤田 泰子

杉本 亮

佐藤 绫香

永塚 真

铃木 正通

刑部 光正

石田 和之

摘要●近年来，随着化学疗法·放射线疗法的不断进步，癌症转移性病变的病理诊断也变得越来越重要。转移性病变中，病理诊断的作用包括两个方面，即决定组织分型和确定原发性病变。为了通过转移性病变确定原发性病变，必须根据组织影像的详细观察，利用免疫染色进行病症解析，这一点非常重要。发现癌症的转移性病变时，应对腺癌、扁平上皮癌、移行上皮癌进行鉴别。因为腺癌没有共通的标志，所以将利用扁平上皮癌的标志（p63，p40，CK5/6）来确定是否为扁平上皮癌。移行上皮癌的标志将使用 uroplakin Ⅱ，Ⅲ。当腺癌的诊断得到确认时，应对原发性病变进行确定。特别是当乳腺癌向胃部的转移过程中，乳腺癌的组织影像呈现小叶癌和硬癌的症状时，有可能被误认为是以胃部为原发性病变的低分化腺癌，这一点务必引起注意。转移性病变的病理诊断只需结合组织影像观察和免疫染色，即可进行正确的诊断。

关键词　**转移性病变　腺癌　扁平上皮癌　免疫染色**

[1] 岩手医科大学医学部病理诊断学讲座　〒020-8505 盛冈市内丸19-1
E-mail : tsugai@cocoa.ocn.ne.jp

前言

任何一种癌症，只要放任不管，就会发生浸润、转移，最终导致人死亡。对癌症治疗后情况起决定性作用的是转移，所以转移性病理诊断的重要性已经无须再强调。不管是负责癌症患者的医生还是其他任何人，应该都想了解转移性病变的性质，但作为病理医生来说对通过转移性病变来对癌症性质解析，也许并不那么热衷。

免疫染色是极其重要和有用的一种解析方法，可以了解肿瘤细胞中的各种蛋白病症。截至目前，很多癌症中发现的蛋白都是通过免疫染色来明确其病症部位和作用的。但是，截至

目前，癌症中发现的蛋白的免疫染色解析很多都是在原发部位进行讨论的，对转移部位的免疫染色结果并未进行充分的讨论。因此，对将原发部位的免疫染色结果适用到转移癌时的合理性仍有很大的讨论空间，当然现阶段是以适用为前提的[1, 2]。

对于免疫染色在转移性病变中的作用，最值得期待的是对原发部位不明的癌症进行原发性病变的探索[1-3]。即使是在实际的临床中，对委托方的负责科来说，原发病灶的确定最大程度上应该也是依赖于病理诊断。病理诊断中，通过转移性病变来推断原发性病变时，多数情况下都并不困难，但是有时会遇到癌症原发部位不明确的病患，这种情况也是不可避免的。虽然一般的病

理医生是通过组织影像来推断原发病灶的，但转移部位中，组织影像有时和原发病灶并不一样，所以有时很难根据组织影像的相似性来确定原发病灶[1, 2]。这种情况下，病理医生经常会进行免疫染色，根据免疫染色结果推断原发性病变[1-3]。但是，也有即使进行了免疫染色，也难以确定原发癌的病患，这些病患中有些只能放弃通过病理组织影像来确定原发病灶，这一点我们必须牢牢记住。

近来，癌症的化学疗法·放射线疗法进步显著，即使是转移性癌中，治疗后的情况都将得到有效改善[1, 2]。这些与原发癌中辅助疗法的进步都是相对应的，对确定原发病灶的意义十分重大。了解转移性癌症的病理组织学特征及免疫染色特征，不仅仅为病理医生提供了巨大的帮助，同时还将为对癌症进行诊断治疗的临床医生提供非常重要的临床相关优势[1, 2]。本文将对临床医生应了解的转移性癌症的病理学特征和免疫染色进行论述。

轻易依赖于免疫染色并不值得推崇

转移性癌症的病理诊断基本以通过 HE 染色进行组织影像观察为主。转移性癌症中有很多与原发癌的组织影像非常相似，所以多半可以通过原发病灶的组织影像特征来确定原发病灶。这种情况下，利用免疫染色就很有可能脱离日常诊疗，所以并不值得推崇。从最近的临床医学趋势来看，有些医生并没有把免疫染色当作日常诊疗来对待，而是作为单纯的兴趣来要求的，但这样会为给病理科带来经济负担，希望大家能对这一点有清楚的认识。应对 HE 染色的组织影像进行详细的观察，并根据观察所获得的症状结果订购必要的免疫染色，我们必须坚持这一基本原则，这一点非常重要。

推断转移性癌症的原发病灶时有一定的规则

发现转移性病灶时，理所当然地应确认一下是否有原发性病变存在。临床医生的委托书中有些甚至连这些内容也没有填写，但委托书是连接临床医生和病理医生非常重要的对话平台，希望能够简单对必要的信息进行记载。

转移性病变组织学探索的第一步是对上皮性或非上皮性进行鉴别。虽然只需通过 HE 染色影像即可简单进行鉴别，但有些病患的转移部位中，癌细胞会转换成肉瘤[4]，所以应通过转移组织的组织影像观察简单控制肉瘤的转移。但是，实际上经历过肉瘤淋巴结转移的医生并不多，这一点可以先了解一下。

观察淋巴结上的肉瘤状组织影像时应对肉瘤和癌症进行鉴别

刚开始观察肉瘤状组织影像时，应确认转移组织中是否有上皮性细胞病灶，这一点非常重要[1-3]。如果存在此类影像，就可以诊断为癌症或癌症肉瘤（多数情况下为癌症的肉瘤转移）的转移。这种情况下，免疫染色的判定要点是，虽然肉瘤状影像中上皮性标志和非上皮性标志均呈阳性，但此类肉瘤状部分中，上皮性标志和非上皮性标志同时被染色的情况并不多见[1, 4]。

作为上皮性标志，虽然使用抗细胞角蛋白抗体的情况较多，但一般情况下会选择对所有上皮性标志都会起反应的 Cocktail 抗体 AE1/AE31)。本文作者有时也会一并使用 EMA (epithelial membrane antigen)。两者都呈阴性时，可以否定上皮性组织造成癌变的可能性（虽然还有对两者都起反应的非上皮性肿瘤，但很多情况下可以通过 HE 染色的组织影像进行鉴别）。作为肉瘤的标志，使用波形蛋白的情况较多[1-3]。

诊断为肉瘤淋巴结转移时，虽然可以和 HE 染色组织影像结合起来，并组合各类抗体进行肉瘤的病理诊断，但如果是肉瘤，很多情况下都难以对原发性病变进行判断，所以实际进行确认时多半还是会通过免疫染色进行。**表 1** 中对鉴定典型非上皮性恶性肿瘤时所需的必要抗体进行了列举。

表1 典型非上皮性肿瘤中的免疫染色

平滑肌肉瘤	SMA,desmin,calponin
横纹肌肉瘤	desmin,myoglobin,MyoD1
恶性神经鞘瘤	S-100
GIST	KIT,CD34,DOG1
间皮瘤	Calretinin,D2-40,mesothelin,WT1,CK5/6
滑膜肉瘤	TLE1

GIST：胃肠道间质瘤；SMA：平滑肌肌动蛋白；
CK：细胞角蛋白。

淋巴结转移中癌症转移的病理诊断应对腺癌、扁平上皮癌、移行上皮癌进行鉴别

淋巴结转移组织可以诊断为癌症（上皮性恶性肿瘤）时，首先应对腺癌、扁平上皮癌、移行上皮癌（尿道上皮癌）进行鉴别，这是合理的[1, 2]。即使是这种情况下，也应把通过 HE 染色组织影像进行的鉴别放在第一位[1, 2]。腺癌的特征是形成腺腔和保持黏液，所以应对是否有这些组织影像进行确认［进行黏液染色：PAS（periodic acid Schiff）反应和阿辛蓝染色］。扁平上皮癌的情况下，有无角化形成和细胞间桥是非常重要的，所以应对是否有这些现象进行确认。移行上皮癌一般情况下不会出现细胞间桥和角化，可以通过这一点与扁平上皮癌进行区分，但如果是低分化移行上皮癌，从组织学来说有时难以与低分化扁平上皮癌进行鉴别（低分化扁平上皮癌有时不会出现角化和细胞间桥），所以鉴别时必须引起注意。

特别是日常诊疗中，最大问题是腺癌与扁平上皮癌的转移鉴别。作为有用的免疫染色，几乎不存在可以对腺癌整体进行识别的抗体，即使是对腺癌相对较典型的 CK CAM5.2，使扁平上皮癌染色的情况也不在少数[1]。因此，腺癌和扁平上皮癌的鉴别一般情况下都是从扁平上皮癌开始鉴别的。作为扁平上皮癌的典型抗体，p63、p40、CK5/6 是有用的[1-3]。报告显示，正常情况下，p63 会使基底细胞呈阳性被染色，

但如果是肿瘤，腺癌也会有 18% ~ 30% 被染色呈阳性[1]。如果是 p40，腺癌的阳性率为 0 ~ 3%，作为扁平上皮癌的标志较为优越[1, 5, 6]。如果是 CK5/6，除扁平上皮癌之外，基底细胞癌、尿道上皮癌、间皮瘤也会被染色呈阳性[1]。但是，不管是哪种情况，都存在腺癌也被染色的情况，最终需要通过 HE 染色的组织影像进行综合判断[1]。

从尿道上皮癌的免疫染色相关特征来说，CK20 和 CK7 均呈阳性[1]。作为阳性标志包括 p63、p40、GATA3、uroplakin Ⅱ、uroplakin Ⅲ，但因为 p63 和 p40 也是扁平上皮癌的标志，所以不能用于对扁平上皮癌进行鉴别[1]。虽然 GATA3 会使尿道上皮癌呈大范围的阳性，但对于乳腺癌也呈阳性影像[1, 7, 8]。uroplakin Ⅲ过去一直是被当作尿道上皮癌的标志来使用的，但 uroplakin Ⅱ 的灵敏度更好[1, 8]。

诊断转移性癌症属于扁平上皮癌、移行上皮癌这两种中的一种时，应对原发器官进行推断。虽然这种情况下，免疫染色也可发挥威力，但没有通过 HE 染色进行组织影像更为重要的诊断。

被诊断为转移性病变时，应决定原发器官

腺癌原发病灶的推断也应通过对 HE 染色组织影像的观察进行，这一点非常重要。根据组织影像推断原发病灶然后用免疫染色进行确定，如果轻视这一黄金流程，日后必将有非常惨痛的教训。

发现腺癌的转移时，原则上应进行 CK7 和 CK20 的免疫染色[1-3]（**表2**）试验。大多数情况下，CK7 和 CK20 的阳性 / 阴性图案对判断原发病灶是非常有用的，但部分器官几乎无法提供有用的信息，所以使用时必须熟知其界限[1]。**表3** 中对鉴别所需的必要免疫染色进行了列举。

1. 原发性肺腺癌

作为肺腺癌的易发转移器官，多为淋巴结、大脑、骨骼、肝脏。虽然也会向消化管转移，但频率并不高。肺腺癌的转移很多情况下也可以通

表2　典型非上皮性肿瘤中的免疫染色

	CK7 (+)/ CK20 (+)	CK7 (−)/ CK20 (+)	CK7 (+)/ CK20 (−)	CK7 (−)/ CK20 (−)
大肠癌	10%	75%		15%
胃癌	40%	35%	15%	10%
胰腺癌	65%	10%	25%	
肺腺癌	10%		70%	15%
肝细胞癌	10%		20%	70%
卵巢浆液性腺癌 / 类内膜腺癌			100%	
内膜癌	10%		80%	10%
卵巢黏膜性癌	90%		10%	
乳腺癌	15%	2%	83%	
前列腺癌	10%	20%	10%	60%
肾癌		5%	25%	70%
恶性间皮瘤			70%	30%

表3　对原发器官进行鉴别的免疫染色

腺癌整体	CK AE¥AE3, CK7, CK20, EMA
前列腺癌	PSA, AR, prostein
肺癌	Napsin A, TTF1, surfactant apoprotein
大肠癌	cdx1, villin, STATB2
胃癌	unknown
胰腺癌	CA19−1
胆道癌	unknown
肝细胞癌	AFP, glypican 3, hep par 1, arginase 1
乳腺癌	ER, GCDFP15, GATA3, mammaglobin
卵巢癌	CA125, ER, WT1, PAX8
子宫内膜癌	vimentin, ER
扁平上皮癌	p63, p40, CK5 / 6
尿道上皮癌	p63, p40, GATA3, uroplakin Ⅲ, uroplakin Ⅱ
内分泌细胞癌	chromogranin, synaptophysin, CD56
肾细胞癌	RCC, CD10, PAX2, PAX8
甲状腺癌	thyroglobulin, TTF1
肾上腺癌	inhibinα, melan a, calretinin

EMA: 上皮细胞膜抗原；PSA: 前列腺特异性抗原；AR: 雄激素受体；SATB2: 富含 AT 序列特异性结合蛋白 2；hep par 1: 肝细胞抗原 1；ER: 雌激素受体；GCDFP15: 大囊肿性液体蛋白 15；RCC: 肾癌细胞标志物；TTF1: 甲状腺转录因子 1。

过 HE 染色观察来推断，但也有使用免疫染色较多的原发癌。CK7 和 CK20 的图案多半为 CK7 (+)、CK20 (−) [1-3]。为进行确定，Napsin A、TTF1（thyroid transcription factor 1）、surfactant apoprotein 是非常有用的 [1-3, 9, 10]（图 1）。TTF1 作为肺腺癌的标志，虽然其灵敏度、特异性都非常高，但黏液腺癌中有很多都是 TTF1 呈阴性的，这一点务必引起注意 [1]。鉴别大肠癌的转移时，cdx2 非常有用 [1]。大肠癌中有很多 cdx2 是呈阳性的，所以 cdx2 的染色非常有用 [1]。虽然 surfactant apoprotein 对肺腺癌的特异性也非常高，但灵敏度比 TTF1 差 [1]。近来，Napsin A 被当作肺腺癌标志使用的频率也越来越高，但肾细胞癌、卵巢明细胞癌有时也会呈阳性，对其阳性影像进行解释时，必须通过其他标志和 HE 染色的组织影像来进行综合判断 [1, 10]。

2. 原发性乳腺癌

作为乳腺癌的转移器官，依次为淋巴结、骨骼、肺部、肝脏，向消化管的转移频率并不高，但消化管肿瘤中对转移性病变进行考虑时，很有可能是从乳腺癌转移过来的（图 2）[11]。向消化管的转移也会给日常诊疗带来妨碍，容易出现误诊。CK7 和 CK20 的图案和肺腺癌一样，多半为 CK7 (+)、CK20 (−) [1-3]。因此，多数情况下不能用于对肺腺癌进行鉴别。乳腺癌向消化管转移时，也有可能向小叶癌转移，所以建议提前先了解小叶癌的组织影像 [11]。小叶癌的组织影像特征为核较小，且大小均匀，呈一路纵队的绳索状配列等，但即使是转移器官中，这些特征也多半会保持原样 [1]。作为乳腺癌中特异性较高的标志，建议使用 ER、GCDFP15（gross cystic disease fluid protein 15）、mammaglobin、GATA3 等 [1, 12, 13]。虽然这些对确认是否是乳腺癌的转移非常有用，但鉴别乳腺导管癌和小叶癌时，E-cadherin 和 CK34 βE12 的染色是非常有用的 [1, 2]。小叶癌中，一般情况下前者为阴性，后者为阳性（作为小叶癌中 CK8 的染色性特征，细胞单位中细胞膜被染色呈阳性的"bag of marbles"，是最大特征）[14]。

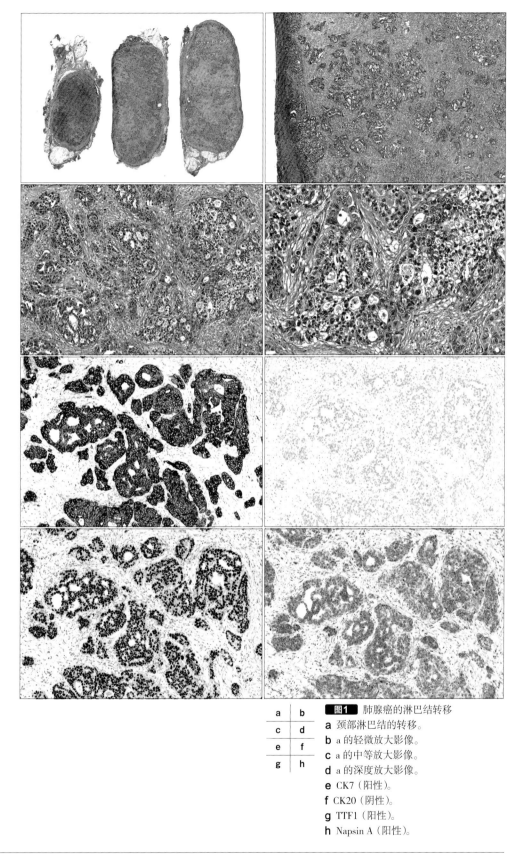

a	b
c	d
e	f
g	h

图1 肺腺癌的淋巴结转移

a 颈部淋巴结的转移。

b a 的轻微放大影像。

c a 的中等放大影像。

d a 的深度放大影像。

e CK7（阳性）。

f CK20（阴性）。

g TTF1（阳性）。

h Napsin A（阳性）。

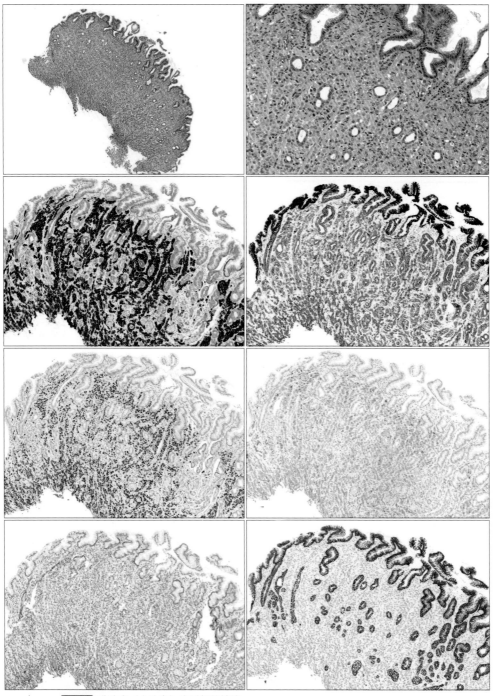

a	b
c	d
e	f
g	h

图2 乳腺癌（小叶癌）向胃部的转移

a 胃部活体影像。胃部固有层内出现了癌细胞增殖的现象。

b 放大影像。

c CK7（阳性）。

d CK20（阳性）。

e ER（阳性）。

f GCDEF（阳性）。

g mammaglobin（阴性）。

h E-cadherin（阴性）。

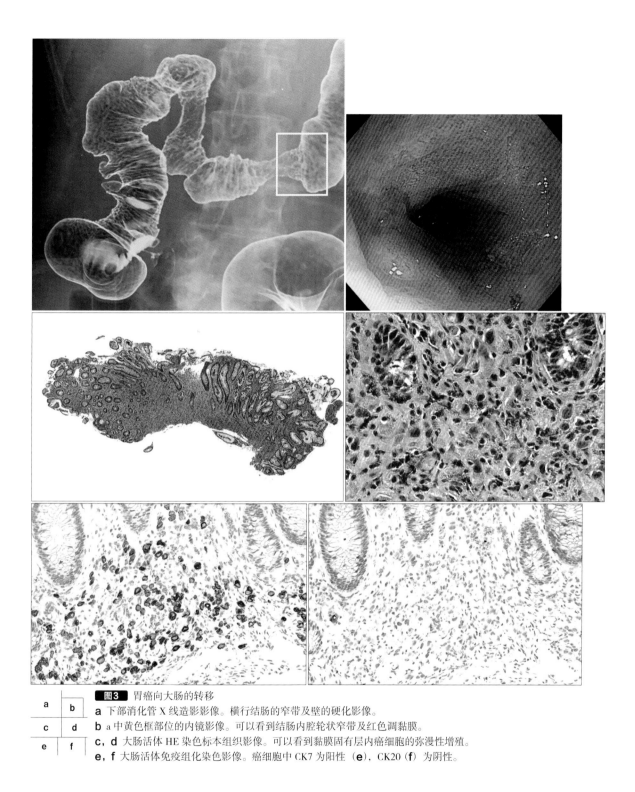

a	b
c	d
e	f

图3 胃癌向大肠的转移

a 下部消化管 X 线造影影像。横行结肠的窄带及壁的硬化影像。

b a 中黄色框部位的内镜影像。可以看到结肠内腔轮状窄带及红色调黏膜。

c, d 大肠活体 HE 染色标本组织影像。可以看到黏膜固有层内癌细胞的弥漫性增殖。

e, f 大肠活体免疫组化染色影像。癌细胞中 CK7 为阳性 (**e**)、CK20 (**f**) 为阴性。

3. 原发性胃癌

胃癌的组织分型可以分类为分化型、未分化型（低分化型）。两者的转移方式也各不相同。所以两者的区别非常重要。分化型多半为淋巴结、肝脏、卵巢等，而未分化型多为淋巴结、腹膜种植等。未分化型的卵巢转移作为 Krukenberg

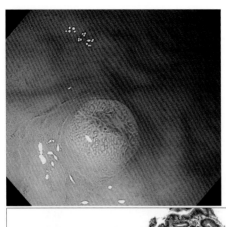

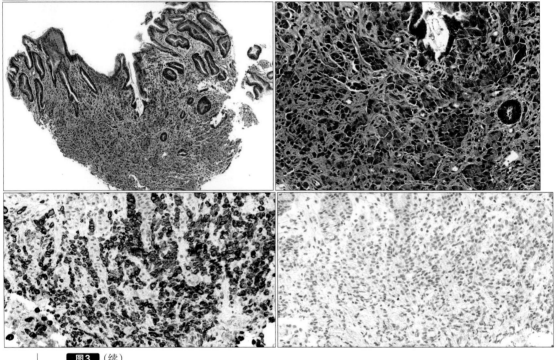

图3（续）

g	
h	i
j	k

g 胃部内镜影像。伴随有胃体中部大弯开始的中心凹陷的小隆起性病变。

h，l 胃部活体 HE 染色标本组织影像。可以看到黏膜固有层内癌细胞的弥漫性增殖。

J，k 胃部活体免疫组化染色影像。癌细胞中 CK7 为阳性（**j**），CK20 为阴性（**k**）。

转移而广为人知。胃癌的转移影像也包括分化型和低分化型，前者中因为很难与其他消化管癌进行鉴别，所以多半需进行免疫染色。CK7 和 CK20 的图案并不固定，多为 CK7（+）/ CK20（+）或 CK7（-）/ CK20（+），仅凭此来确定鉴别的情况并不多[1-3]。没有报告显示胃癌的分化型腺癌中有特异性的免疫染色标志[1]。

转移性病变中胃癌的诊断多为排除诊断。但是，日常诊断中的问题在于低分化腺癌的转移。特别是大肠中发现低分化腺癌时，有时会出现难以判定是大肠原发或胃癌转移的问题（**图3**）。即使是黏膜内发现了癌症，也无法排除转移的可能性。因为有时也无法在周围确认到淋巴管侵袭影像，所以关于转移的诊断，应通过免疫染色的症状来进行综合性判断。

4. 原发性大肠癌

作为大肠癌的转移器官，多为淋巴结、肝脏、肺部，向消化管转移的频率并不高，但日常诊疗过程中也是应鉴别的对象。大肠癌作为原发部位不明的癌症，经常会成为病理诊断的对象，所以应提前熟知大肠癌的转移性病变（**图4**）。大肠癌的转移影像多半可以通过 HE 染色诊断进行推断。大肠癌的细胞会形成高圆柱状的清晰管腔，且管腔内伴随有坏死，可以通过组织影像推断是大肠癌的转移。免疫染色中，CK7 和 CK20 的图案和肺腺癌刚好相反，多半为 CK7（-）、CK20（+），但 MSI 阳性大肠癌中为 CK7（+）、CK20（-），这一点务必引起注意。cdx2 对很多大肠癌的细胞质有强阳性，转移癌中也多半会保持这种趋势。但是，MSI 阳性大肠癌中，有时症状会减弱。并不是 cdx2 对大肠癌有特异性，消化器官癌症（小肠癌、胰腺胆道癌、胃癌）中有时也会呈阳性。众所周知卵巢黏液腺癌和膀胱原发的腺癌也会显示为阳性影像。最近，有报告显示，作为大肠癌的新标志包括 SATB2（special AT-rich sequence binding protein 2）[15,16]。灵敏度、特异性两者都非常好，有望作为新的大肠癌特异标志而发挥作用[15,16]。有可能对鉴别原发部位不明的癌症也非常有用。

5. 原发性肾细胞癌

作为肾细胞癌的转移器官，转移频率较高的器官包括淋巴结、骨骼、肺部等，但可以认为它是有可能向全身任何地方转移的，当然向消化管的转移也并不鲜见[17]。我们知道肾癌的组织影像会因转移性病变而使组织影像发生变化，但中心是对有透明细胞质的癌症进行鉴别。作为免疫染色的特征，CK AE1/ AE3 和波形蛋白均呈阳性时，应考虑肾细胞癌和子宫内膜细胞癌[1]，因为两者的组织影像完全不同，所以如果添加一些组织学性症状进行考虑，鉴别起来就会比较容易了。CK7 两者的组织的图案在肾癌中几乎没有诊断学意义。作为肾癌的标志，会选择一般使用的RCC（renal cell carcinoma marker）、CD10，但PAX2 和 PAX8 最近也有使用[1]。RCC 在转移性

病变中症状会有所缓和，CD10 对其他癌症也会呈阳性影像（肝细胞癌等）[1]。PAX2 和 PAX8 在转移性病变中也会维持症状[1]。

6. 原发性前列腺癌

前列腺癌的转移多半是向淋巴结和骨骼进行的，向消化管的转移并不多，但也有转移病患的报告，所以消化管的专业医生也应提前了解前列腺癌的免疫染色特征[18]。前列腺癌的转移中，有时会呈现与原发病灶完全不同的组织影像，这种情况下，有可能需要通过免疫染色进行确定。一般情况下 CK7 和 CK20 的图案均呈阴性[1]。PSA（prostate specific antigen）染色是作为前列腺癌的标志而被广泛使用的，但低分化的情况下 PSA 有时也会呈阴性，所以必须引起注意。虽然 PSAP（prostatic acid phosphatase）也经常使用，但多半会呈现与 PSA 相同的染色性[1]。虽然曾经也使用过 AMACR，但现在使用频率正在逐渐减小（**图5**）。prostein 是在 PSA 诊断阴性病患中发现的，所以作为覆盖 PSA 的界限例的抗体，其有用性值得期待[19-21]。报告显示，NKX3.1 作为前列腺癌的转移标志，其灵敏度、特异性都非常高，所以在否认前列腺癌转移方面应该也非常有用[22]。PSA 阴性的情况下，应积极进行 prostein 和 NKX3.1 的免疫染色。

7. 原发性卵巢癌

虽然卵巢癌向消化管的转移并不常见，但可以频繁看到腹膜种植，所以必须与消化管癌的腹膜转移（种植）进行鉴别区分。卵巢癌的组织分型基本可以分为浆液性腺癌、黏液性腺癌、类内膜腺癌、透明细胞腺癌等 4 种。各个临床静力学性质都有特征，在进行免疫染色时必须引起注意。作为卵巢癌的标志，应组合 WT1、PAX8、CA125、ER 进行鉴别诊断[1,23]。浆液性腺癌中，4 个标志均呈阳性[1]。黏液性腺癌中 PAX8 为阳性（部分）、ER 为阳性（阴性的情况也较多），但 WI1、CA125 一般是阴性的[1]。类内膜腺癌中，PAX8、ER 为阳性，但 WT1 多为阴性。

透明细胞腺癌中，PAX8 为阳性的，ER 和 WT1 为阴性[1]。作为肺腺癌标志的 Napsin A 在

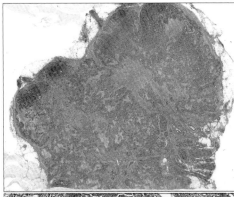

图4 直肠癌向腹股沟淋巴结的转移
a 腹股沟淋巴结转移的组织影像。
b 放大影像。可以看到中分化腺癌。
c CK7（阴性）。
d CK20（阳性）。
e cdx2（阳性）。
f 下部消化管内镜影像。直肠上可以看到 2 分型癌症。
g 活体影像。可以看到中分化腺癌。

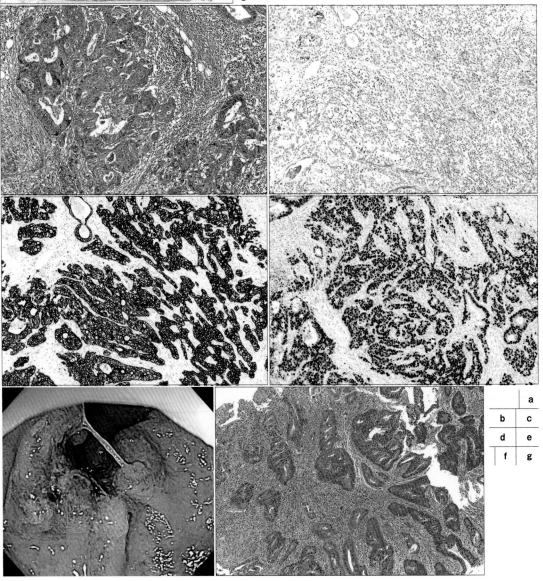

	a
b	c
d	e
f	g

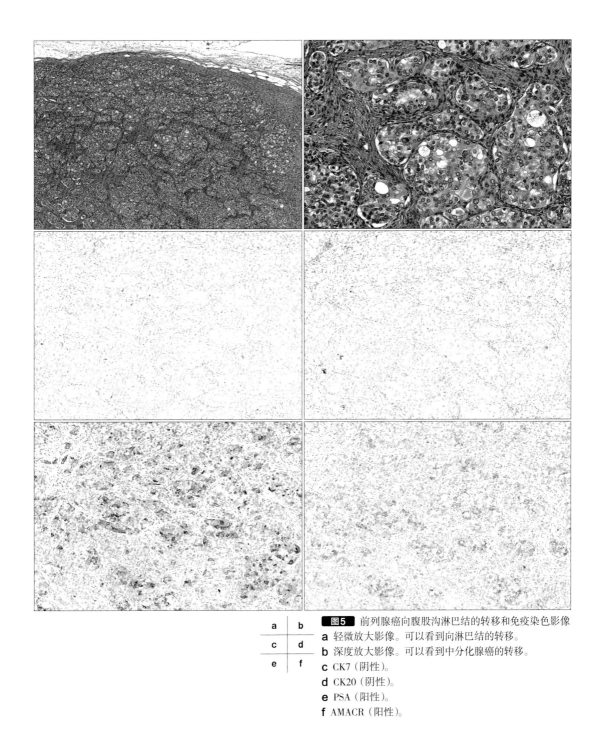

a	b
c	d
e	f

图5 前列腺癌向腹股沟淋巴结的转移和免疫染色影像
a 轻微放大影像。可以看到向淋巴结的转移。
b 深度放大影像。可以看到中分化腺癌的转移。
c CK7（阴性）。
d CK20（阴性）。
e PSA（阳性）。
f AMACR（阳性）。

透明细胞腺癌中有时也会呈阳性，所以必须引起注意[1]。同时，报告显示 glypican 3 也显示为阳性[1]。虽然 CA125 被视为是浆液性腺癌的标志之一，但在上述 4 者中的鉴别能力并不高。**图6**表示的是浆液性腺癌向胃部转移的病例。

转移性病变中内分泌细胞癌的鉴别

内分泌细胞癌的特征是呈现严重的染色质量增加、N/C 比增大、细胞异型均匀等。活体检测中，通过击碎的方式出现细胞质流出病症对诊

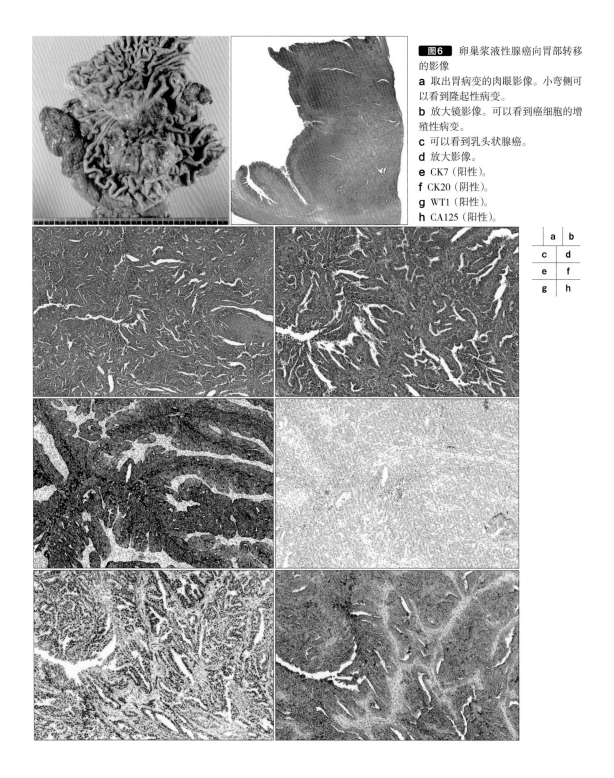

图6 卵巢浆液性腺癌向胃部转移的影像

a 取出胃病变的肉眼影像。小弯侧可以看到隆起性病变。

b 放大镜影像。可以看到癌细胞的增殖性病变。

c 可以看到乳头状腺癌。

d 放大影像。

e CK7（阳性）。

f CK20（阴性）。

g WT1（阳性）。

h CA125（阳性）。

a	b
c	d
e	f
g	h

断来说也是非常重要的。虽然很多情况下可以通过组织影像对低分化腺癌、低分化扁平上皮癌进行鉴别，但大多使用免疫染色（**图7**）。一般情况下将从嗜铬粒蛋白、CD68、突触素中选择[1, 2]，如果至少有 2 个呈阳性，则可以诊断为内分泌细胞癌。如果 1 个呈阳性，则应结合组织影像进行综合判断。如果是内分泌细胞癌，通过转移性病变确定原发器官相对会比较困难。内分泌细胞癌

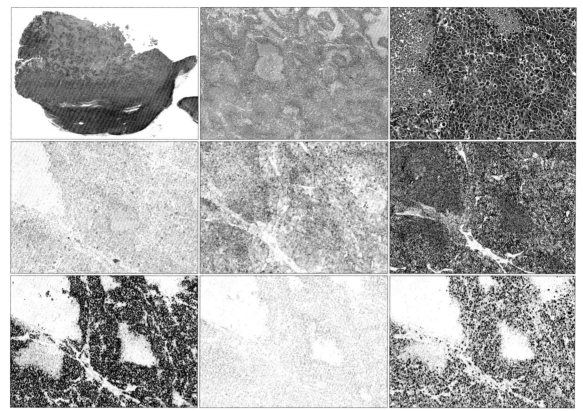

a	b	c
d	e	f
g	h	i

图7 内分泌细胞癌向纵隔淋巴结的转移影像和免疫染色［肺部内分泌细胞癌，LCNE（large cell neuroendocrine carcinoma）］

a 淋巴结转移的组织影像。
b 轻微放大影像。可以看到异型细胞的充实性增殖。可以看到癌细胞的增殖性病变。
c 放大影像。细胞质增量显著、N/C 大的异型细胞的充实性增殖中可以看到坏死现象。意味着是内分泌细胞癌。
d 嗜铬粒蛋白（部分阳性）。
e 突触素（阳性）。
f CD56（NCAM）（阳性）。
g TTF1（阳性）。
h Napsin A（阴性）。
i Ki–67（阳性）。

中，肺腺癌和甲状腺肿瘤中 TTF1 最为典型，将被染色呈阳性，但肺部以外的原发内分泌细胞癌有时也会呈阳性 [1]。

转移性病变被诊断为扁平上皮癌时

扁平上皮癌中有很多都不存在腺癌之类的器官特异性。多数情况下，很难仅凭免疫扁平上皮癌的转移或向食道癌的转移进行判定。向淋巴结转移时，应根据转移部位对原发病变进行推断 [2]。颈部淋巴结扁平上皮癌的转移多以咽喉头部位、肺部及食道的扁平上皮癌转移为主（仅限锁骨上淋巴结转移的情况下，多以肺部、食道扁平上皮癌为主）（**图 8**）[2]。可以通过内镜对是否存在食道癌进行诊断。应该可以马上确认到是否有原发性病变。即使是肺癌，难以确定原发性病变的情况也并不多见。咽喉头癌被诊断出来时多半是原发性病变不明确的癌症，所以必须引起注意，但是很多为非角化型扁平上皮癌（淋巴上皮癌）[2]。向腹股沟淋巴结转移时，多半是从子宫颈癌、阴道癌、肛管癌、腿部引起的扁

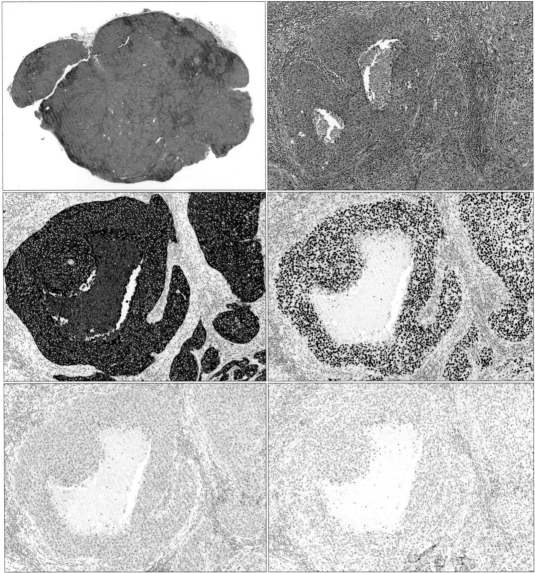

a	b
c	d
e	f

图8 扁平上皮癌向颈部淋巴结的转移

a 轻微放大影像。可以看到向淋巴结的转移。

b 深度放大影像。可以看到低分化扁平上皮癌的转移。

c CK5/6（阳性）。

d p40（阳性）。

e TTF1（阴性）。

f Napsin A（阴性）。

平上皮癌转移过来的[2]。

结语

　　转移性病变的病理诊断多数可以通过免疫染色进行。但是，诊断过程中使用的抗体种类是有限的，同时满足灵敏度、特异性要求的抗体并

不多。结合病理组织影像并使用免疫染色的方式，可以有效对转移性病变进行病理诊断。过分依靠免疫染色的态度也存在弊端。希望临床医生可以和病理医生充分展开合作，积极为免疫染色的合理使用做贡献。

参考文献

[1] 森永正二郎. 原発不明がんの免疫染色. 病理と臨 35:137-151, 2017

[2] 谷田部恭, 安藤正志. 原発不明がんにおける病理診断の基本的考え方. 病理と臨 35:129-136, 2017

[3] 笹島ゆう子. 病理診断に役立つ免疫組織化学の新しいマーカー――原発不明癌の病理診断への応用. 診断病理 24:30-32, 2007

[4] Cantrell LA, Blank SV, Duska LR. Uterine carcinosarcoma：a review of the literature. Gynecol Oncol 137:581-588, 2015

[5] Bishop JA, Teruya-Feldstein J, Westra WH, et al. p40 (ΔNp63) is superior to p63 for the diagnosis of pulmonary squamous cell carcinoma. Mod Pathol 25:405-415, 2012

[6] Nonaka D. A study of ΔNp63 expression in lung non-small cell carcinomas. Am J Surg Pathol 36:895-899, 2012

[7] Siddiqui MT, Seydafkan S, Cohen C. GATA3 expression in metastatic urothelial carcinoma in fine needle aspiration cell blocks：a review of 25 cases. Diagn Cytopathol 42:809-815, 2014

[8] Leivo MZ, Elson PJ, Tacha DE, et al. A combination of p40, GATA-3 and uroplakin II shows utility in the diagnosis and prognosis of muscle-invasive urothelial carcinoma. Pathology 48:543-549, 2016

[9] Nonaka AR, Albergaria A, Schmitt F. p40, a p63 isoform useful for lung cancer diagnosis—a review of the physiological and pathological role of p63. Acta Cytol 57:1-8, 2013

[10] El Hag M, Schmidt L, Roh M, et al. Utility of TTF-1 and napsin-A in the work-up of malignant effusions. Diagn Cytopathol 44:299-304, 2016

[11] 中島弘樹, 助川晋作, 岩城孝和, 他. 術後に胃転移した乳腺浸潤性小葉癌の2例. 日臨外会誌 73:39-42, 2012

[12] Liu H, Shi J, Prichard JW, et al. Immunohistochemical evaluation of GATA-3 expression in ER-negative breast carcinomas. Am J Clin Pathol 141:648-655, 2014

[13] Ni YB, Tsang JY, Chan SK, et al. GATA-binding protein 3, gross cystic disease fluid protein-15 and mammaglobin have distinct prognostic implications in different invasive breast carcinoma subgroups. Histopathology 67:96-105, 2015

[14] Lehr HA, Folpe A, Yaziji H, et al. Cytokeratin 8 immunostaining pattern and E-cadherin expression distinguish lobular from ductal breast carcinoma. Am J Clin Pathol 114:190-196, 2000

[15] Honma N, Takubo K, Akiyama F, et al. Expression of GCDFP-15 and AR decreases in larger or node-positive apocrine carcinomas of the breast. Histopathology 47:195-201, 2005

[16] Brocato J, Costa M. SATB1 and 2 in colorectal cancer. Carcinogenesis 36:186-191, 2015

[17] Moh M, Krings G, Ates D, et al. SATB2 Expression distinguishes ovarian metastases of colorectal and appendiceal origin from primary ovarian tumors of mucinous or endometrioid type. Am J Surg Pathol 40:419-432, 2016

[18] 大中臣康子, 佐藤勉, 利野靖, 他. 腎細胞癌大腸転移の1切除例. 日外科系連会誌 38:164-168, 2013

[19] 平沼俊亮, 大庫秀樹, 山岡稔, 他. 前立腺癌の胃転移を認めた1例. Prog Dig Endosc 85:94-95, 2014

[20] Seipel AH, Samaratunga H, Delahunt B, et al. Immunohistochemistry of ductal adenocarcinoma of the prostate and adenocarcinomas of non-prostatic origin：a comparative study. APMIS 124:263-270, 2016

[21] Kalos M, Askaa J, Hylander BL, et al. Prostein expression is highly restricted to normal and malignant prostate tissues. Prostate 60:246-256, 2004

[22] Gurel B, Ali TZ, Montgomery EA, et al. NKX3.1 as a marker of prostatic origin in metastatic tumors. Am J Surg Pathol 34:1097-1105, 2010

[23] Baker PM, Oliva E. Immunohistochemistry as a tool in the differential diagnosis of ovarian tumors：an update. Int J Gynecol Pathol 24:39-55, 2005

Summary

Immunohistochemical Profile of Metastatic Cancer

Tamotsu Sugai[1], Noriyuki Uesugi,
Yasuko Fujita, Ryo Sugimoto,
Ayaka Sato, Makoto Eizuka,
Masamichi Suzuki, Mitsumasa Osakabe,
Kazuyuki Ishida

Pathologists use various panels of IHC (immunohistochemical) stains to identify the original site for metastatic cancer, particularly for cancers of unknown origin. The role of pathological diagnosis for metastatic lesion is to determine histological diagnosis and confirm the primary lesion. IHC analysis should confirm the primary origin, which corresponds to the metastatic lesion. We aimed to summarize the use of currently available IHC markers for evaluating metastatic tumors. IHC analysis is an important pathological technique for evaluating metastatic tumors and should be used for routine histopathological diagnosis and clinical information. While a single marker may be used to support a known or suspected origin site, a carefully constructed panel is strongly recommended, particularly for tumors of morphologically uncertain lineage or origin.

[1] Department of Molecular Diagnostic Pathology, Iwate Medical University, Morioka, Japan

消化管非肿瘤性疾病中的免疫组化染色剂特殊染色

江头 由太郎[1]

芥川 宽

佐野村 诚[2]

摘要●消化管非肿瘤性疾病的病理诊断，基本以 HE 染色诊断为主，免疫染色・特殊染色只是辅助手段，但根据疾病・病变的不同，免疫染色・特殊染色也存在一些非常有用的染色手段和必需的染色手段。本文将以染色的有用性和必要性为中心，按照疾病・病变的不同，分别对消化管非肿瘤性疾病病理诊断中的免疫染色剂特殊染色进行解说。非肿瘤性疾病以感染病为代表，病理诊断多半与治疗方针直接挂钩，所以必须选择及运用合理的免疫染色・特殊染色，并进行正确的病理诊断。因此，病理医生必须具备充分的疾病和免疫染色・特殊染色相关知识，这一点毋庸置疑，但临床医生也必须具备对免疫染色・特殊染色的理解和知识，对合理部位进行活体检查（如果是手术材料，则必须剪切），根据鉴别诊断提供确切的临床信息，这一点也至关重要。

关键词　　消化管　非肿瘤性疾病　免疫组化染色　特殊染色　病理诊断

[1]大阪医科大学病理学教室　　〒569-8686高槻市大学町2-7
[2]北摄病院消化器内科

前言

　　组织染色中，我们把苏木精伊红染色（HE 染色）称为一般染色，把 HE 染色以外的染色归类为特殊染色。免疫组化（免疫组织化学）染色（免疫染色）最初只是特殊染色的一种，但一般使用的"特殊染色"指的是除免疫染色以外的特殊染色。消化管非肿瘤性疾病的病理诊断，基本以 HE 染色诊断为主，免疫染色・特殊染色只是辅助手段，但根据疾病・病变的不同，免疫染色・特殊染色也存在一些非常有用的染色手段和必需的染色手段。因此本文将以染色的有用性和必要性的为中心，按照疾病・病变的不同分别对消化管非肿瘤性疾病病理诊断中的免疫染色剂特殊染色进行解说（**表1**）。

炎症性疾病

1. 感染病

1）食管念珠菌感染病

　　念珠菌较容易感染多层扁平上皮，在消化管内容易引起口腔内、食道黏膜感染。从组织学角度来说，它的特征是一种没有分叉和隔膜的棒状菌体假性菌丝，即使用 HE 染色也相对比较容易诊断。当菌体量比较少时，或菌体侵入上皮内时，HE 染色诊断就相对较困难，必须通过 PAS（periodic acid Schiff）反应和 Grocott 染色进行菌体的确认。从菌体的细胞壁来看，前者被染成红紫色，后者被染成黑色。

2）疱疹食管炎（**图1**）

　　单纯疱疹食管病毒（herpes simplex virus,

表1 消化管非肿瘤性疾病病理诊断中有用的特殊染色和免疫染色（按照疾病·病变的不同）

	器官	疾病、病变	染色名称（抗体名称）	用途、目的	有用程度
炎症性疾病（感染病）	食管	食管念珠菌感染病	PAS 反应、Grocott 染色	念珠菌的确认	○
	食管	疱疹食管炎	抗 HSV–Ⅰ免疫染色、抗 HSV–Ⅱ免疫染色	疱疹病毒感染细胞的确定	○
	全消化管	CMV 感染病	抗 CMV 免疫染色	CMV 感染细胞的确定	○
	全消化管	结核	抗酸菌染色（Ziehl–Neelsen 染色）、抗结核菌免疫染色	结核菌的确定	○
	胃部、直肠	梅毒	抗 Treponema pallidum 免疫染色	梅毒 Treponema pallidum 菌体的确定	◎
	小肠	非定型抗酸菌病	抗酸菌染色（Ziehl–Neelsen 染色）	非定型抗酸菌的确定、与 Whipple 病进行鉴别	◎
			抗结核菌免疫染色	与结核菌进行鉴别	
	小肠	Whipple 病	PAS 反应	与非定型抗酸菌病进行鉴别	◎
	胃部	H. pylori 联炎症	Giemsa 染色、抗 H. pylori 免疫染色	H. pylori 的缺点、确认	○
	肠、腹腔内	放线菌病	Grocott 染色，Gram 染色，PAS 反应	放线菌的确定、确认	○
	大肠	阿米巴性大肠炎	PAS 反应	营养型阿米巴原虫虫体的确定、确认	○
炎症性疾病	小肠	腹腔疾病	抗 CD3 免疫染色、抗 CD8 免疫染色	上皮内浸润 T 淋巴球的确认	○
	大肠	淋巴细胞性结肠炎	抗 CD3 免疫染色、抗 CD8 免疫染色	上皮内浸润 T 淋巴球的确认	○
	大肠	胶原性结肠炎	马森三色染色、氢烷染色	胶原纤维的确定、增生图案的确认	○
	全消化管	IgG4 关联疾病	抗 IgG 免疫染色、抗 IgG4 免疫染色	IgG4/IgG 阳性浆细胞比的测量	◎
	全消化管	消化管 GVHD	抗 CD3 免疫染色、抗 CD8 免疫染色	上皮内浸润 T 淋巴球的确认	○
			抗 synaptophysin、抗 chromogranin A 免疫染色	黏膜固有层剩余内分泌细胞巢的确认	△
	大肠	伪膜性肠炎	抗 Clostridium difficile toxin A 免疫染色	CD toxin A 的确定、证明	○
	大肠	黏膜脱垂综合征	马森三色染色、氢烷染色	胶原纤维的确定、增生图案的确认	△
			抗肌间线蛋白免疫染色	平滑肌纤维的确定、增生图案的确认	△
	全消化管	类上皮细胞肉芽肿瘤	抗 CD68（KP1）免疫染色	类上皮细胞的确定、确认	△
	食管	自我免疫性水疱疾病（天疱疮、类天疱疮）	抗 IgG、IgA、IgM、C3 荧光免疫染色	多层扁平上皮间、基底膜的免疫球蛋白、补体沉积的确认	○
	全消化管	IgA 血管炎	抗 IgA 免疫染色	IgA 向血管壁沉积的确认	△

有用程度：◎：必需；○：有用；△：略微有用。

HSV）容易感染多层扁平上皮，在消化管内食管受到感染的频率较高。从组织学角度来说，可以看到多层扁平上皮细胞的坏死·变性、多核细胞化、核内封入体形成、磨砂玻璃状核内结构等特征性病症 [1]，但为了从组织学角度对疱疹病毒进行证明，必须进行抗 HSV–Ⅰ 免疫染色、抗 HSV–Ⅱ 免疫染色。此外，抗 HSV–Ⅰ 免疫染色和抗 HSV–Ⅱ 免疫染色可以对两者共同的抗原部分发生反应，所以难以用这些染色，在组织切片上对 HSV 的 Ⅰ 型和 Ⅱ 型进行鉴别。

表1 (续表)

	臟 器	疾患, 病变	染色名(抗体名)	用途, 目的	有用度
循环障碍	肠	虚血性肠炎	铁染色 （柏林蓝染色等）	含铁血黄素、含铁细胞的确定、确认	△
	肠	肠间膜静脉硬化病	马森三色染色、氢烷染色	胶原纤维的确定、沉积图案的确认	△
肿瘤状病变	胃、肠	IFP	抗 α-SMA 免疫染色 抗 CD34 免疫染色	纺锤形细胞中 α-SMA、CD34 发现的确认	○
	胃	内分泌细胞小胞巢	抗 synaptophysin、抗 chromogranin A 免疫染色	内分泌细胞的确认	○
	胃	G 细胞过形成	抗促胃液素、抗 synaptophysin、抗 chromogranin A 免疫染色	G 细胞的确认	○
	胃、肠	黄色瘤	抗 CD68 (KP1) 免疫染色	巨噬细胞的确认、与印戒细胞癌进行鉴别	○
	全消化管	AVM、血管瘤	弹性纤维染色 (Elastica-van Gieson 染色等)	血管结构的评价	○
	全消化管	淋巴管扩张症 淋巴管瘤	抗 D2-40 免疫染色	淋巴管内皮的确定、确认	△
	胃、肠	Peutz-Jeghers 型息肉	抗肌间线蛋白免疫染色	对息肉内伴随树枝状分叉的平滑肌进行确认	△
	肠	炎性肌腺息肉	抗肌间线蛋白免疫染色	对息肉内伴随树枝状分叉的平滑肌进行确认	△
沉积病、其他	肠	肠管囊肿状气肿病	抗 CD68 (KP1) 免疫染色	气肿壁的巨噬细胞浸润的确认	○
	全消化管	淀粉样变	淀粉染色 (刚果红染色、DFS 染色)、抗 amyloid P protein 免疫染色	淀粉物质的确定	◎
			抗 amyloid P protein 免疫染色	AA 型淀粉的确定、确认	○
			抗 λ 锁免疫染色、抗 κ 锁免疫染色	AL 型淀粉的确定、确认	○
			抗 β₂-微球蛋白免疫染色	Aβ2M 型淀粉 (透析淀粉) 的确定、确认	○
			抗 TTR 免疫染色	ATTR 型 (转甲状腺素蛋白型)	○
	全消化管	子宫内膜症	抗 CD10 免疫染色	子宫内膜间质的确定、确认	○
			抗 vimentin 免疫染色	子宫内膜腺的确定、确认	○
			抗 CK7 免疫染色	子宫内膜腺的确定、确认	○
			抗 ER 免疫染色	子宫内膜腺·间质的确定、确认	○

有用程度：◎：必需；○：有用；△：略微有用。
IFP：炎症性纤维瘤息肉；AVM：动静脉畸形；HSV：单纯疱疹病毒；DFS：直接快速猩红染色；TTR：转甲状腺素；ATTR：甲状腺素淀粉样变性。

3）巨细胞病毒（cytomegalovirus，CMV）感染病（图2）

关于 CMV 感染病，从组织学角度来说，如果可以看到被称为 owl's eye 的特征性 Cowdry A 型核内封入体，通过 HE 染色也可进行诊断。但即使看到核内封入体非典型性时以及看不到核内封入体时，用抗 CMV 免疫染色进行探索都是非常有用的。进行抗 CMV 免疫染色时，阳性细胞没有核内封入体，粗略一看和正常细胞一样，作者曾经历过好几例这样的病患。结合这一点考

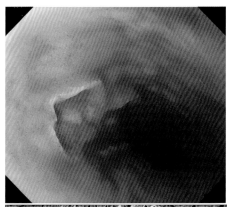

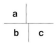

图1 疱疹食管炎

a 正常内镜影像。中部食管到下部食管中可以看到界限分明的浅色溃疡。可以看到溃疡得到装饰的褐色调狭窄低隆起。

b 多层扁平上皮下方可以看到水疱。水疱周围的多层扁平上皮细胞上可以看到轻微的核状肿大，但看不到多核细胞化、核内封入体形成、磨砂玻璃状核内结构等疱疹感染的典型症状。

c 行 HSV-Ⅱ 免疫染色中，可以看到水疱周围的多层扁平上皮细胞的核，细胞质中可以看到弥漫性阳性影像，诊断为疱疹食管炎。

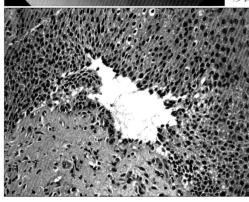

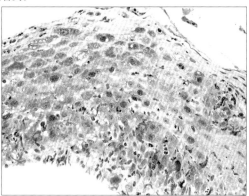

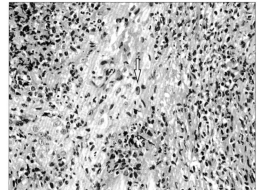

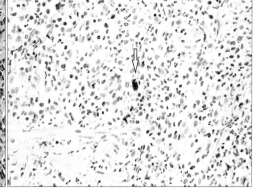

图2 CMV 胃炎

a 溃疡底部的坏死组织中可以看到 1 个肿大的巨噬细胞（箭头）。虽然看到肿大的核内可以看到核内封入体状的结构，但不是典型影像，不能凭此确定诊断为 CMV 感染。

b 抗 CMV 免疫染色中，上述巨噬细胞的核和细胞质中可以看到阳性影像（箭头）。

虑，为从组织学角度正确证明 CMV 感染，可以说抗 CMV 免疫染色是必不可少的。此外，CMV 感染细胞中大部分为溃疡底部肉芽组织中的巨噬细胞和血管内皮细胞。溃疡部分以外的大肠黏膜自体中可以看到 CMV 感染细胞的概率相对较低，为提升活体组织检查中 CMV 感染细胞的检出比例，应通过溃疡底部进行活体组织检查，这一点至关重要。

4）结核

关于结核的组织诊断，可以从组织学角度出发，通过是否可以看到典型的肉芽肿瘤、抗酸菌染色（Ziehl-Neelsen 染色）中是否可以确定结核菌来做出诊断确认。临床学上或病理学上怀疑是结核时，很多病理医生都会要求进行抗酸菌染色，并把此当作是诊断的决定性缓解，但结核菌的检出率并不高。抗抗核菌免疫染色对鉴别结核菌和非定型抗酸菌是非常有用的。

5）梅毒

消化管梅毒感染病的组织影像是浆细胞和巨噬细胞浸润显著的慢性活动性炎症影像，这是该组织影像的典型特征，但难以通过 HE 染色确定病原体 Treponema pallidum，所以必须通过抗 Treponema pallidum 免疫染色确定梅毒 Treponema pallidum 菌体[2]。

6）非定型性抗酸菌病和 Whipple 病[3]

肉眼观看时，小肠（包含十二指肠）的非定型抗酸菌病呈弥漫性扩散的白色绒毛状，从组织学角度来说，受到巨噬细胞的显著浸润，该巨噬细胞是以绒毛内黏膜固有层为主体的，拥有嗜酸性细胞质，而 Whipple 病不管是肉眼观看，还是从组织学角度出发，呈现的症状都相同，所以对两者进行鉴别非常重要。对两者进行鉴别时，抗酸菌染色（Ziehl–Neelsen 染色）和 PAS 反应都非常有用，非定型抗酸菌病中进行抗酸菌染色时，可以确认到将嗜酸性巨噬细胞细胞质染成红色的多个抗酸菌。另一方面，Whipple 病的嗜酸性巨噬细胞的细胞质通过 PAS 反应将被染成红紫色，但非定型抗酸菌病则不会被染色。

7）Helicobacter pylori（H. pylori）关联胃炎

H. pylori 关联胃炎的胃黏膜中，H. pylori 菌附着在腺窝上皮的表面，或存在于黏液中，如果菌体量较多，即使是 HE 染色也较容易确认到杆状或螺旋状的嗜碱性菌体。但是，如果菌体量较少或黏膜表面糜烂性变化显著，就难以通过 HE 染色进行诊断，必须使用 Giemsa 染色、抗 H. pylori 免疫染色。同时，对胃炎进行组织学评价时如果也必须对正确的 H. pylori 进行探索，则也必须使用 Giemsa 染色和抗 H. pylori 免疫染色。相比 Giemsa 染色，抗 H. pylori 免疫染色对 H. pylori 的特异性较高，但根据抗体的不同，有时会和 H. pylori 以外的细菌发生交叉反应，特异性

有时可能也并不高，这一点必须引起注意。除此之外，基于简便且低成本的原则，如无特殊情况，建议使用 Giemsa 染色。

8）放线菌病（放线菌属）（**图 3**）

放线菌经常会在腹腔内、特别是回盲部形成脓肿。作为组织影像特征的硫黄颗粒（sulfur granule）的症状是，灯丝状菌体呈放射状密布丛生，形成菌块。即使只通过 HE 染色也可以充分确认到菌块，但通过 PAS 反应、Grocott 染色、Gram 染色等可以加深染色，描绘出更加清晰的影像。

9）阿米巴性大肠炎（**图 4**）

从组织学角度来说，营养型的阿米巴虫体为略微嗜酸性的类圆形细胞，经常在细胞质内贪吃红细胞，只需通过 HE 染色即可进行相对较简单的诊断。如果菌体量较少，则必须通过 PAS 反应对虫体进行确认。营养型阿米巴虫体在 PAS 反应阳性中将被染成红紫色。应注意的是，阿米巴虫体仅存在于溃疡底部坏死组织和渗出物中，目前大肠黏膜自体中看不到阿米巴虫体。因此，为提升活体组织检查中虫体的检出率，必须通过富含坏死组织和渗出物的溃疡底部进行活体组织检查，这一点非常重要。

2. 除感染病之外的炎症性疾病

1）腹腔病（**图 5**）

关于腹腔病的组织诊断，基本上是通过绒毛萎缩、阴窝的过形成、上皮内淋巴球浸润等三大特征症状来进行的[4]。前面二者是其他炎症性疾病中也可以看到的非特异性现象，但上皮内淋巴球浸润是特异性较高的现象，是最重要的现象。大多数构成上皮内淋巴球浸润的淋巴球（intraepithelial lymphocytes，IELs）都是 CD3 阳性的 T 细胞。虽然黏膜固有层的 T 淋巴球多为 CD4 阳性，但大多数 IELs 都为 CD4 阴性、CD8 阳性。上皮内淋巴球浸润，只需通过 HE 染色即可进行诊断，但通过进行抗 CD3 免疫染色、抗 CD8 免疫染色，IELs 的个数计数的客观性将变得更高。此外，虽然上皮内淋巴球浸润的组织学判断基准会经常发生变更，但按照目前的标准，上皮 100 个中，IELs 大于等于 30 个[4]。

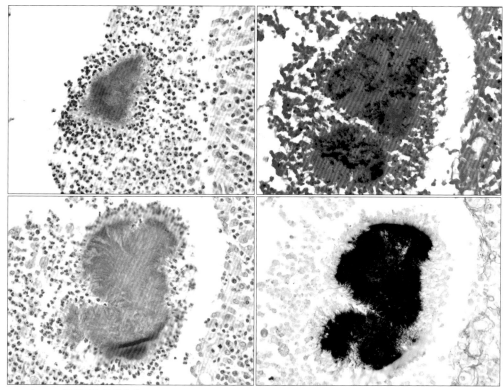

a	b
c	d

图3 放线菌病

HE 染色标本（**a**）中，炎症病灶中，灯丝状放线菌的菌体呈放射状密布丛生，形成硫黄颗粒。菌体在 Gram 染色（**b**）、PAS 反应（**c**）、Grocott 染色（**d**）中均呈阳性，各个染色均可进行更清晰的描绘。

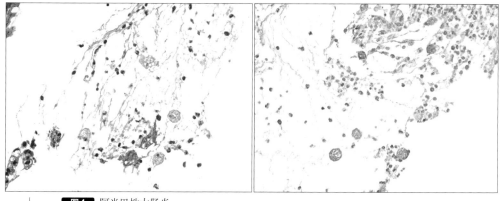

a	b

图4 阿米巴性大肠炎

a 渗出物中可以看到少量的营养型阿米巴虫体。

b 营养型的阿米巴虫体在 PAS 反应阳性条件下被染成红紫色，确认准确性得到了有效提升。

2）lymphocytic colitis

　　lymphocytic colitis 是伴随有显著上皮内淋巴球浸润的慢性大肠炎，组织学诊断判定标准是上皮 100 个中，IELs 大于等于 20 个[5]。与腹腔病一样，大多数 IELs 为 CD3 阳性的 T 细胞，其中有很多为 CD4 阴性、CD8 阳性。通过进行抗 CD3 免疫染色、抗 CD8 免疫染色，IELs 的个数计数的客观性将变得更高。

3）collagenous colitis（**图6**）

　　collagenous colitis 是一种慢性大肠炎[5]，在

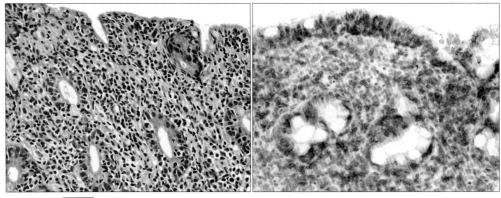

图5 腹腔病

a 十二指肠黏膜的活体组织检查影像中，可以看到绒毛萎缩及上皮内淋巴球浸润的显著增加。

b 可以知道，抗 CD3 免疫染色中，大多数构成上皮内淋巴球浸润的淋巴球是 CD3 阳性的 T 细胞。

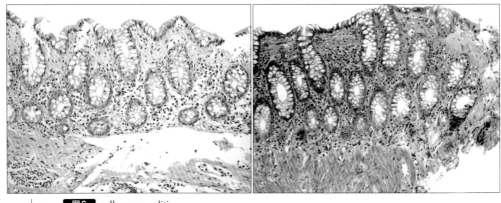

图6 collagenous colitis

a 直肠黏膜的活体组织检查影像中，表层上皮正下方可以看到厚厚的 CB，但 HE 染色中 CB 略微不清晰。

b 通过马森三色染色，胶原纤维被染成了蓝色，CB 更加清晰，确认也更加简单。CB 的厚度大约为 150μm。

大肠表层上皮正下方有厚度大于等于 10μm 的胶原纤维束（collagen band，CB），虽然 CB 只通过 HE 染色也可进行诊断，但通过马森三色染色、氢烷染色，胶原纤维将被染成蓝色，CB 的增生将更加清晰，确认也更加简单。

4）IgG4 关联疾病 [6]

根据判定，在包含消化管在内的全身各器官中，以一并出现血中 IgG4 上升的浆细胞为特征的炎症性肿瘤病变，大多数为 IgG4 关联疾病。从免疫组织学角度来说，IgG4 关联疾病中，IgG4 /IgG 阳性浆细胞比 > 40% 的现象作为判定基准来说非常重要，抗 IgG 免疫染色、抗 IgG4 免疫染色是必不可少的。但是，IgG4 关联疾病的诊断应结合临床症状、临床检查数据和病理学现象进行综合性判断，不可能仅凭病理学症状就做出诊断，这一点必须引起注意。

5）消化管 GVHD（graft-versus-host disease）（**图7**）

消化管 GVHD 的基本组织影像是淋巴球浸润和细胞凋亡影像，伴随有被引导到上皮细胞中的 IELs，受上皮细胞凋亡的影响还会形成其他组织影像 [7]。GVHD 病情加剧时，循环障碍的组织症状也会加入其中。关于上皮细胞的细胞凋亡，小肠·大肠中多见于阴窝底部。邻接凋亡细胞多数情况下可以看到淋巴球的浸润病灶，构成该浸润病灶的淋巴球被称为卫星细胞淋巴球，从免疫组织学角度来说与 IELs 相同，主体都是 T

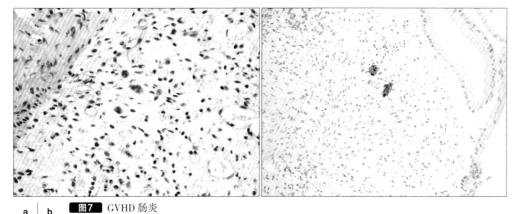

图7 GVHD 肠炎
a 大肠黏膜的活体组织检查影像中，可以看到黏膜固有层的深层中有内分泌细胞的小胞巢。
b 内分泌细胞的小胞巢在作为内分泌细胞标志的抗 chromogranin A 免疫染色中呈阳性。

淋巴球。通过抗 CD3 免疫染色、抗 CD8 免疫染色，IELs 和卫星细胞淋巴球的确认准确性将得到有效提升，IELs 的个数计数客观性也将有所提高。如果 GVHD 病情加剧，会发生腺管脱落，形成糜烂·溃疡。黏膜固有层深层中至少多个内分泌细胞将会形成胞巢，也经常可以看到呈散乱性增殖的 neuroendocrine cells nest。这是由于消化管上皮内存在的内分泌细胞其细胞旋转比消化管上皮的腺上皮细胞长而引起的现象，急性肠道 GVHD 中并没有特异性，但是具有诊断价值的一种病变（**图7**）。neuroendocrine cells nest 即使只通过 HE 染色也能确定，但通过 chromogranin A 等内分泌细胞标志的免疫染色，染色更加清晰，诊断也更加简单。

6）伪膜性肠炎

关于伪膜性肠炎的组织影像，可以通过从组织学角度证明伪膜（纤维蛋白和中性粒细胞明显的坏死性渗出物）来进行。通过抗 Clostridium difficile（CD）toxin A 免疫染色，可以证明病变局部存在 Clostridium difficile 菌及 CD toxin A。

7）mucosal prolapse syndrome（**图8**）

mucosal prolapse syndrome 的特征是从组织学角度可以在再生性黏膜的间质中看到纤维肌组织及毛细血管增生。虽然只通过 HE 染色也能进行诊断，但通过马森三色染色、氢烷染色，胶原纤维将被染成蓝色，胶原纤维增生将

更加清晰，确认起来也更加简单。同时，通过抗肌间线蛋白染色，平滑肌纤维的增生图案确认也将变得简单。

8）类上皮细胞肉芽瘤

类上皮细胞肉芽瘤基本可以通过 HE 染色进行诊断，但病变较小，难以进行确切的诊断时，类上皮细胞是巨噬细胞系列的细胞，所以有时通过抗 CD68（KP1）免疫染色进行确认是非常有用的。

9）自我免疫性水疱疾病（天疱疮、类天疱疮）（**图9**）[8]

自我免疫性水疱疾病（天疱疮、类天疱疮）的食管病变中，从组织学角度来说，可以看到多层扁平上皮间和多层扁平上皮上将形成伴随有棘层松解的水疱[8]。可以结合皮肤科临床症状通过 HE 染色进行诊断，但从组织学角度来说，包含与其他水疱形成疾病（疱疹食管炎、食管灼伤等）的鉴别，为进行更加正确的诊断，必须通过抗 IgG、IgA、IgM、C3 荧光免疫染色，对向多层扁平上皮间和基底膜的免疫球蛋白、补体沉积进行确认。

10）IgA 血管炎

IgA 血管炎的组织学诊断是在组织切片上，通过抗 IgA 免疫染色对向 IgA 向血管壁的沉积确认来进行的[9]，但在消化管病变中，特别是活体组织检查材料中并没有如此有用。从其理由来说，第一是血管炎在黏膜下及以下部位生成了很

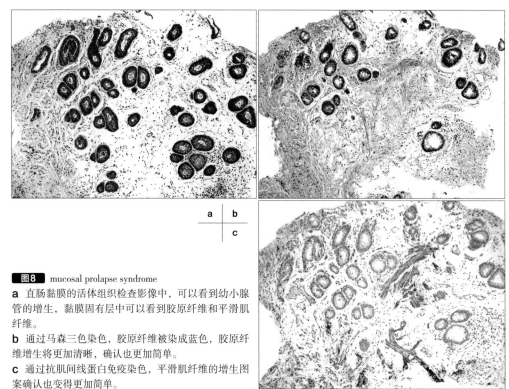

a | b
| c

图8 mucosal prolapse syndrome
a 直肠黏膜的活体组织检查影像中，可以看到幼小腺管的增生，黏膜固有层中可以看到胶原纤维和平滑肌纤维。
b 通过马森三色染色，胶原纤维被染成蓝色，胶原纤维增生将更加清晰，确认也更加简单。
c 通过抗肌间线蛋白免疫染色，平滑肌纤维的增生图案确认也变得更加简单。

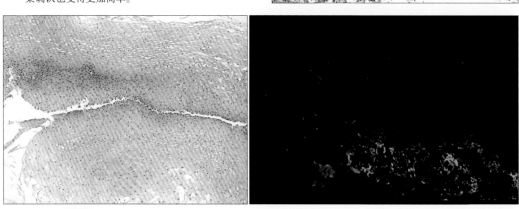

a | b
图9 寻常性天疱疮的食管病变
a 剥离下来的食管黏膜活体组织检查影像中，食管多层扁平上皮上未看到明确的棘层松解细胞，上皮内也几乎没有看到炎症细胞浸润，也未发现变性和坏死的症状。
b 抗 IgG 荧光免疫染色中，多层扁平上皮间确认到有 IgG 沉积。

多血管，活体组织检查中可以观察到血管炎本身就是非常少见的；第二，消化管、特别是小肠中，IgA 为分泌抗体，进行抗 IgA 免疫染色时，组织切片整体会呈现弥漫性染色的情况，多半难以进行评价。过去的 IgA 血管炎病患报告中提到的 IgA 沉积血管中，很多为皮肤和肾脏组织，消化管活体组织检查中呈现血管炎 IgA 沉积影响的病患是极其少见的。

循环障碍

1. 虚血性肠炎

在虚血性肠炎的组织诊断中，急性期的虚

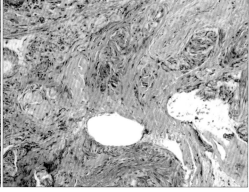

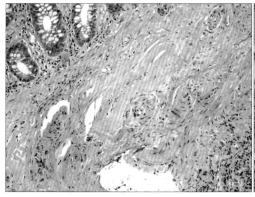a b **图10** 肠间膜静脉硬化病

a 上行结肠的活体组织检查影像中，可以看到黏膜固有层、黏膜下层有显著的胶原纤维血管周围性沉积现象。

b 通过马森三色染色，胶原纤维被染成了蓝色，胶原纤维沉积变得更加清晰，确认也更加简单。

血性变化（伴随腺管枯萎影像的变性坏死性变化、水肿、出血及纤维蛋白的析出等）是较容易被捕捉到的一种症状，从组织学角度来说做出确诊判断的情况也很多，但恢复期·治愈期的虚血性肠炎多半缺乏组织学相关的典型症状，难以进行组织诊断。虽然含铁血黄素的沉积、含铁细胞的浸润出现频率较低，但这是表示恢复期·治愈期虚血性肠炎的重要组织症状。虽然含铁血黄素、含铁细胞仅通过 HE 染色也可进行诊断，但要真正对其进行确定、确认，还是铁染色（柏林蓝染色等）最为有用。

2. 肠间膜静脉硬化病

肠间膜静脉硬化病（**图10**）是一种以右侧大肠为中心，可以看到显著静脉壁纤维性肥厚和钙化的疾病，从组织学角度来说，可以在黏膜下层、黏膜固有层看到明显的胶原纤维的血管周围性沉积[10, 11]。虽然胶原纤维的沉积即使仅通过 HE 染色也可进行诊断，但通过马森三色染色、氢烷染色，胶原纤维将被染成蓝色，胶原纤维的沉积将变得更加清晰，确认也更加简单。静脉壁的硬化和胶原纤维的血管周围性沉积是造成难以和淀粉样变进行鉴别的重要问题，但在对其进行鉴别时，除了马森三色染色和氢烷染色之外，以后面提到的淀粉样变为对象的免疫染色和特殊染色都是非常有用的。

肿瘤状病变

1. IFP (inflammatory fibroid polyp)

IFP（**图11**）是消化管内腔中突起局限性隆起性病变，从组织学角度来说，以没有异型的短纺锤形或纺锤形细胞和毛细血管为主体的血管，将以稀疏的胶原纤维性结合组织为背景进行增殖[12, 13]。纺锤形细胞从免疫组织学角度来说为肌间线蛋白阴性、α-SMA（α-smooth muscle actin）阳性、CD34 阳性，所以对鉴别诊断非常有用。但是，α-SMA，CD34 很少会让纺锤形细胞呈弥漫性染色，多为散乱性或局部性，这种症状对间叶系肿瘤进行鉴别也非常有用（如果是间叶系肿瘤，肿瘤细胞多半呈弥漫性染色）。

2. 内分泌细胞小胞巢（endocrine cell micronest）

内分泌细胞小胞巢（**图12**）会在胃黏膜固有层的腺管上皮外形成非肿瘤性内分析细胞较小的岛状胞巢，呈过形成性增殖的状态。原发性的内分泌细胞小胞巢的成因目前尚未明确。造成内分泌细胞小胞巢持续发生的源头疾病是可能带来恶性贫血（A 型胃炎）[14, 15] 和 Zollinger-Ellison 综合征等高促胃液素血症的疾病，大多数为恶性贫血。内分泌细胞小胞巢自身的临床学意义非常缺乏，但有人指出内分泌细胞小胞巢有可能是类癌瘤的前驱病变。

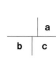

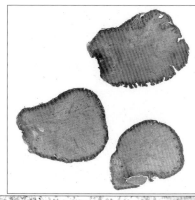

图11 IFP

a 半球形的息肉状隆起，可以看到肿瘤以黏膜下层为主体发生了增殖（内镜切除材料的放大镜影像）。

b 肿瘤由没有异型的纺锤形细胞和毛细血管及胶原纤维增生后形成，嗜酸粒细胞浸润显著。纺锤形细胞在血管周围呈同心圆排列，出现了 onion skin 影像。

c 纺锤形细胞在抗 CD34 免疫染色中散乱性分布，呈阳性。

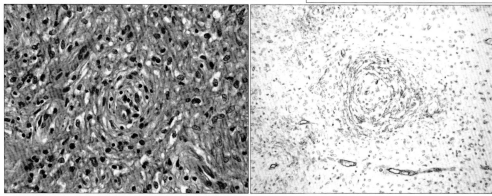

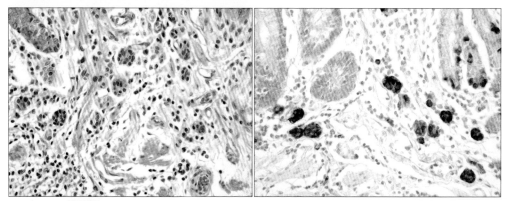

a | b　　**图12** 内分泌细胞小胞巢

a 萎缩性幽门腺黏膜的基底侧腺管外，可以看到多个小圆形细胞集聚巢的内分泌细胞小胞巢。

b 内分泌细胞小胞巢在作为内分泌细胞标志的抗 chromogranin A 免疫染色中呈阳性。

从组织学角度来说，内分泌细胞小胞巢是小圆形细胞的非肿瘤性内分泌细胞按照 5~10 个的规模集聚后形成的 100μm 左右大小的胞巢。内分泌细胞小胞巢与 G 细胞过形成不同，它存在于黏膜固有层的腺管外，是以黏膜深层为主体进行分布的。虽然内分泌细胞小胞巢仅凭 HE 染色也能诊断，但对其确认时 chromogranin A、突触素（synaptophysin）等作为内分泌细胞标志的免疫组织染色也是非常有用的。

3. G 细胞过形成（增生）（G cell hyperplasia）

胃前庭部位的幽门腺黏膜上可以看到具备促胃液素生产功能的内分泌细胞即 G 细胞呈过形成性的增殖状态（**图13**）。原发性的 G 细胞过形成呈现 Zollinger-Ellison 综合征，有可能引发

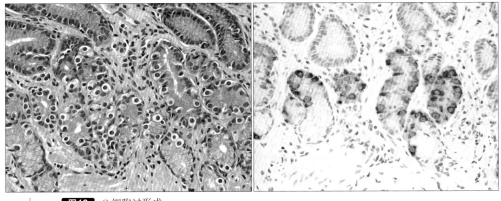

图13 G 细胞过形成

a | b

a G 细胞在萎缩性幽门腺颈部的腺管内形成清晰的胞巢。

b G 细胞在作为内分泌细胞标志的抗 chromogranin A 免疫染色中呈阳性。

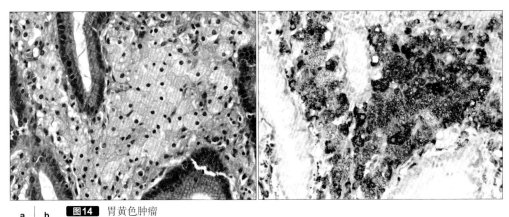

图14 胃黄色肿瘤

a | b

a 以黏膜固有层表层为主体，出现了泡沫状巨噬细胞浸润的现象。

b 泡沫状巨噬细胞在抗 CD68 免疫染色中呈弥漫性阳性。

包含十二指肠球后部溃疡在内的难治性多发性胃·十二指肠溃疡[16, 17]。

造成 G 细胞过形成持续发生的源头疾病是可能造成恶性贫血（A 型胃炎）[14, 15] 和严重的萎缩性胃炎等低酸病症的疾病，应该是作为低酸病症的反馈现象，G 细胞才出现过形成的。从组织学角度来说，G 细胞是一种圆形细胞，明亮的细胞质中央有圆形核。一旦出现 G 细胞过形成，G 细胞就会在幽门腺颈部的腺管内形成清晰的胞巢，只需 HE 染色即可简单进行诊断。G 细胞在免疫染色中，作为 chromogranin A、synaptophysin 等的内分泌细胞标志呈阳性。同时，促胃液素的免疫组织染色也理所当然呈阳性。

4. 黄色肿瘤

黄色肿瘤（**图14**）的实际状态是存在于黏膜固有层中的泡沫状巨噬细胞的巢状浸润。从病理学角度来说，泡沫状巨噬细胞和印戒细胞癌的鉴别非常重要。一般情况下，即使只通过 HE 染色也可简单对两者进行鉴别，但活体组织检查诊断中，如果应鉴别的细胞量较少，有时就会出现难以鉴别的情况。印戒细胞癌的细胞质在 PAS 染色和 alcian blue 染色等黏液染色的作用下，具有很强的弥漫染色性，所以对两者的鉴别非常有用。免疫染色中，为对泡沫状的巨噬细胞进行确认，作为巨噬细胞标志的 CD68（KP1）免疫染色非常有用，而印戒细胞癌中，上皮性标志的细

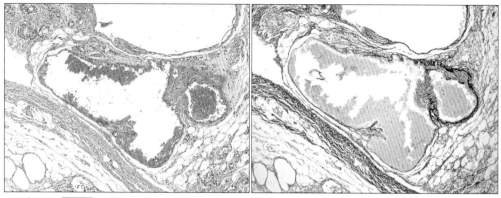

图15 动静脉畸形（AVM）

a AVM 中看到的动静脉吻合影响。

b 通过弹性纤维染色（Elastica-van Gieson 染色等）可以清晰描绘出血管的弹性板，由此动脉壁和静脉壁的结构得到了明确，两者的吻合状况也非常清楚。

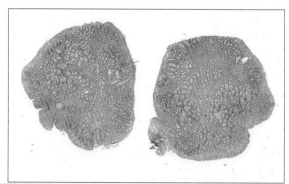

图16 Peutz-Jeghers 综合征中看到的大肠上的小型无茎性息肉

a 放大镜影像中，呈小型无茎性隆起状态（内镜切除材料的放大镜影像）。

b 可以看到过形成性腺管密集增生。

c 抗肌间线蛋白免疫染色中，隆起中心部位可以看到黏膜肌板的轴。

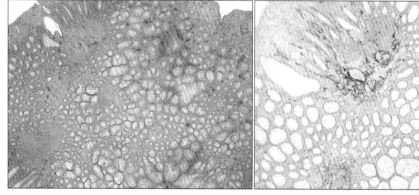

胞角蛋白和 EMA（epithelial membrane antigen）免疫染色非常有用。

5. 动静脉畸形（arteriovenous malformation，AVM）、血管瘤

AVM（**图15**）和血管瘤的组织诊断中，通过弹性纤维染色（Elastica-van Gieson 染色等）可以清晰描绘出血管的弹性板，这样就可以对血管结构进行更加准确的评价了。特别是 AVM 中，动静脉吻合和异常血管的存在直接关系到诊断结果，其探索·评价过程中弹性纤维染色是非常有用的。

6. 淋巴管扩张病、淋巴管瘤

虽然淋巴管扩张病、淋巴管肿瘤均可通过 HE 染色进行诊断，但作为补充，有时会通过抗 D2-40 免疫染色对淋巴管内皮进行确定、确认。从组织形态的角度来说，淋巴管瘤有时难以与血管瘤进行鉴别，届时可以使用抗 D2-40 免疫染

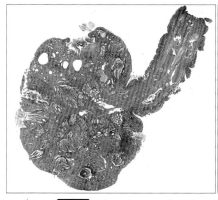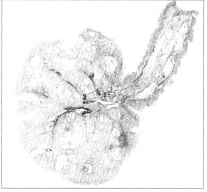

色进行鉴别，其有用性已经无须赘言。

7. Peutz-Jeghers 型息肉（Peutz-Jeghers type polyp）

如果可以看到与 Peutz-Jeghers 综合征中的多发息肉呈相同组织影像的息肉，呈现末伴随皮肤色素沉积等症状的单一状态，我们把它称为 Peutz-Jeghers 型息肉（**图16**）[18, 19]。从组织学角度来说，黏膜肌板的树枝状增生及随之而来的缺乏异型的腺管增生就是其实际状态。黏膜肌板的树枝状增生仅通过 HE 染色时有可能无法明确，这种情况下，只需进行抗肌间线蛋白免疫染色，黏膜肌板的运行就会变得一目了然，就可以简单进行诊断。Peutz-Jeghers 综合征中看到的息肉，即使是小型的无茎性隆起，通过抗肌间线蛋白免疫染色后，隆起的红心部位也可以看到黏膜肌板的轴（**图16**），这一症状对鉴别过形成性息肉和过形成性隆起非常有用。

8. inflammatory myoglandular polyp

这是同时具备新生性息肉和 Peutz-Jeghers 型息肉两者性质的非肿瘤性息肉（**图17**）[19]。也就是说，间质的水肿和腺管的囊胞状扩大（新生性息肉）均具备轻微呈树枝状分叉的黏膜肌板（Peutz-Jeghers 型息肉）组织症状。与 Peutz-Jeghers 型息肉相同，对黏膜肌板的运行进行确认时，抗肌间线蛋白免疫染色是非常有用的。

沉积病、其他

1. 肠管囊肿状气肿病

肠管囊肿状气肿病（**图18**）中，从组织学角度来说，其特征是巨噬细胞和异物巨细胞呈浸润症状[20]，对肠壁内的空隙（气肿）进行了修饰。虽然看到有异物巨细胞时，仅凭 HE 染色即可简单进行诊断，但如果只有巨噬细胞浸润，且其数量较少，则难以与其他间叶系细胞进行鉴别。这种情况下，通过抗 CD68（KP1）免疫染色对气肿壁的巨噬细胞浸润进行确认是非常有用的。

2. 淀粉样变

近年来，根据淀粉蛋白种类的不同，淀粉样变（**图19**）在临床病理学上也存在一定的差异，这一点已经逐渐明确，且不同蛋白的病型分类也得到了确立[21, 22]。淀粉蛋白在 HE 染色条件下，呈略为微酸性的无结构物。特殊染色条件下，淀粉蛋白在刚果红染色及 DFS 染色（direct fast scarlet stain）时会被染成橙红色，用偏光过滤器对其进行观察时呈绿色偏光。经过高锰酸钾的消化，刚果红染色及涤纶染色的染色性在 AA 型中逐渐减弱乃至消失，但在 AL 型中并未发生变化。可以利用这一点，对 AA 型和 AL 型进行鉴别（高锰酸钾消化试验）。但是，消化试验不稳定，通过后面提到的免疫染色进行鉴别时再现

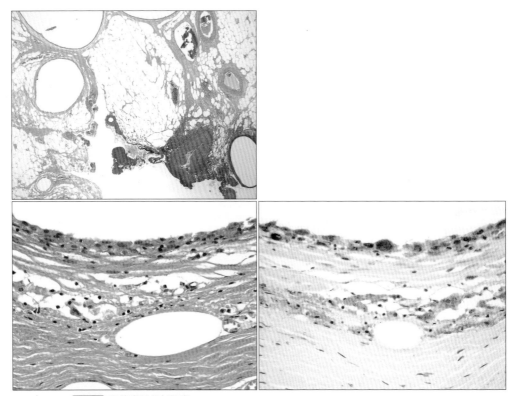

a	
b	c

图18 肠管囊肿状气肿病

a 外伤性肠管囊肿状气肿病的外科切除材料。从黏膜固有层到黏膜下层可以看到多个类圆形的空隙。

b 扩展空隙内侧可以看到类圆形细胞的浸润，但难以判断是否是巨噬细胞。

c 通过抗 CD68（KP1）免疫染色，可以看到空隙壁的类圆形细胞中有弥漫性阳性影像，确认是巨噬细胞。

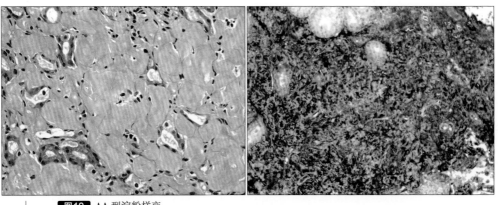

a	b

图19 AA 型淀粉样变

a 黏膜固有层上可以看到有略微嗜酸性的无结构淀粉物质沉积且呈弥漫性状态。

b 淀粉物质在抗淀粉 A 蛋白免疫染色条件下呈阳性。

性、确定性较高。免疫组织染色中，淀粉 P 蛋白（amyloid P protein）在包括 AA 型、AL 型在内的所有形式的淀粉作用下都呈阳性，所以对确定淀粉蛋白是非常有用的。为对 AA 型淀粉样变进行诊断，抗淀粉 A 蛋白免疫染色是非常有用的。同时，虽然 AL 型淀粉可以通过抗 λ 链免疫染色、抗 κ 链免疫染色来证明，但因为 λ 链·κ 链是血浆蛋白，所以没有被明显染色，因此难以进行判

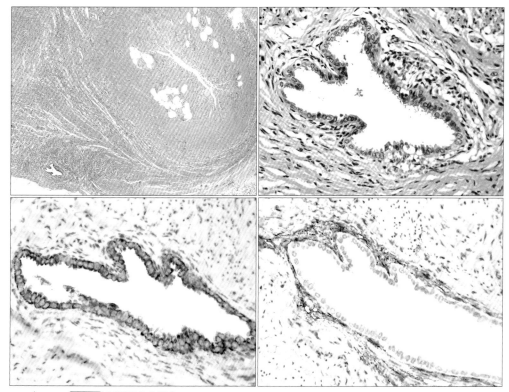

a	b
c	d

图20 阑尾子宫内膜症

a 阑尾的浆膜下层上可以看到伴随有胶原纤维增生的子宫内膜组织。

b 可以看到没有刷状缘的子宫内膜腺状的腺管增生。通过 HE 染色无法判断是腺管周围的子宫内膜间质。

c 抗 CK7 免疫染色中，子宫内膜组织的腺管（上皮）部分呈阳性，但其周围的间质部分呈阴性。

d 抗 CD10 免疫染色中，子宫内膜组织的腺管（上皮）部分呈阴性，但其周围的间质部分呈阳性。

表2 通过免疫染色对子宫内膜和大肠黏膜进行的鉴别（有例外）

抗体名称	子宫内膜		大肠黏膜	
	上皮	间质	上皮	间质
CD10	(−)	(+)	(+)	(−)
MUC2	(−)	(−)	(+)	(−)
vimentin	(+)	(+)	(−)	(+)
CK20	(−)	(−)	(+)	(−)
CK7	(+)	(−)	(−)	(−)
ER	(+)	(+)	(−)	(−)

CK: cytokeratin; ER: estrogen receptor。

定的情况非常多。转甲状腺素蛋白（前白蛋白）将作为淀粉发生沉积，进行 ATTR（amyloidogenic transthyretin）淀粉样变诊断时，抗 TTR 免疫染色是非常有效的。进行 Aβ2M 型淀粉样变（透析淀粉样变）诊断时，抗 β2- 微球蛋白免疫染色是非常有用的。

3. 子宫内膜症

肠管（阑尾）子宫内膜症（**图20**）指的是子宫内膜组织在肠管壁上呈异位性增殖的状态[23]。子宫内膜症的组织是由没有刷状缘的腺管和短纺锤形细胞均匀配列后构成的间质等，根据这一组织学特征，子宫内膜症的诊断仅通过 HE 染色也是相对较简单的。免疫染色中，子宫内膜组织呈现**表2**所示的特征性症状[23]，如果子宫内膜组织的组织量较少，免疫染色对与大肠黏膜的鉴别是非常有用的。

结语

在消化管领域的病理诊断中，免疫染色多

半被用于肿瘤组织型诊断和良性恶性诊断，但正如本文所述，即使是非肿瘤性疾病的病理诊断中，有用性较高的免疫染色和特殊染色也并不少见。以非肿瘤性疾病及感染病为代表，病理诊断多半和治疗方针直接挂钩，所以必须选择和运用合理的免疫染色·特殊染色，进行正确的病理诊断。因此，病理医生必须具备充分的疾病和免疫染色·特殊染色相关知识，这一点毋庸置疑，但临床医生也必须具备对免疫染色·特殊染色的理解和知识，对合理部位进行活体检查（如果是手术材料，则必须剪切），根据鉴别诊断提供确切的临床信息，这一点也至关重要。

如果本文还可以为消化管非肿瘤性疾病的诊疗和病理诊断做出微薄的贡献，我们将深感荣幸。

参考文献

[1] Généreau T, Lortholary O, Bouchaud O, et al. Herpes simplex eshophagitis in patients with AIDS：report of 34 cases. Clin Infect Dis　22:926-931, 1996

[2] 辰己靖, 細川治, 山道昇, 他. 酵素抗体法により胃生検組織中にTreponema pallidumを証明した胃梅毒の1例. 胃と腸 24:803-808, 1989

[3] Fenollar F, Puechal X, Raoult D. Whipple's disease. N Engl J Med　356:55-66, 2007

[4] Dickson BC, Streutker CJ, Chetty R. Coeliac disease：an update for pathologists. J Clin Pathol　59:1008-1016, 2006

[5] Langner C, Aust D, Ensari A, et al. Histology of microscopic colitis—review with a practical approach for pathologists. Histopathology　66:613-626, 2015

[6] Sato Y, Notohara K, Kojima M, et al. IgG4-related disease：historical overview and pathology of hematological disorders. Pathol Int　60:247-258, 2010

[7] Ponec RJ, Hackman RC, McDonald GB. Endoscopic and histologic diagnosis of intestinal graft-versus-host disease after marrow transplantation. Gastrointest Endoscopy　49:612-621, 1999

[8] 佐野村誠, 平田一郎, 江頭由太郎, 他. 黏膜優位型尋常性天疱瘡による食道黏膜剝離の1例. 胃と腸　46:1257-1263, 2011

[9] 池田圭祐, 岩下明德, 田邊寬, 他. 血管炎による消化管病変の病理診断. 胃と腸　50:1353-1362, 2015

[10] 岩下明德, 竹村聡, 山田豊, 他. 原因別にみた虚血性腸病変の病理形態. 胃と腸　28:927-941, 1993

[11] Iwashita A, Yao T, Schlemper RJ, et al. Mesenteric phlebosclerosis：a new disease entity causing ischemic colitis. Dis Colon Rectum　46:209-220, 2003

[12] Navas-Palacios JJ, Colina-Ruizdelgado F, Sabches-Parrea MD, et al. Inflammatory fibroid polyps of the gastrointestinal tract. An immunohistochemical and electron microscopic study. Cancer　51:1682-1690, 1983

[13] Schildhaus HU, Cavlar T, Binot E, et al. Inflammatory fibroid polyps harbor mutations in the platelet-derived growth factor receptor alpha（PDGFRA）gene. J Pathol　216:176-182, 2008

[14] Muller J, Kirchner T, Muller-Hermelink HK. Gastric endocrine cell hyperplasia and carcinoid tumors in atrophic gastritis type A. Am J Surg Pathol　11:909-917, 1987

[15] Shimoda T, Tanoue S, Ikegami M, et al. A histopathological study of diffuse hyperplasia of gastric argyrophil cells. Acta Pathol Jpn　33:1259-1267, 1983

[16] Ganguli PC, Polak JM, Pearse AG, et al. Antral "G" cell hyperplasia with peptic ulcer disease：a new clinical entity. Gut　14:822, 1973

[17] Lewin JK, Yang K, Ulich T, et al. Primary gastrin cell hyperplasia：report of five cases and a review of the literature. Am J Surg Pathol　8:821-832, 1984

[18] Utsunomiya J, Gocho H, Miyanaga T, et al. Peutz-Jeghers syndrome：its natural course and management. Johns Hopkins Med J　136:71-82, 1975

[19] 江頭由太郎, 芥川寬. 消化管組織病理入門講座【大腸】非腫瘍性大腸ポリープ（鋸歯状病変を除く）. 胃と腸　51:836-847, 2016

[20] 藤澤律子, 松本主之, 中村昌太郎, 他. 腸管囊胞樣気腫症. 胃と腸　40:657-660, 2005

[21] 加藤修明, 池田修一. 全身性アミロイドーシスの分類·病態と治療. 胃と腸　49:278-285, 2014

[22] Kobayashi H, Tada S, Fuchigammi T, et al. Secondary amyloidosis in patients with rheumatoid arthritis；diagnostic and prognostic value in gastroduodenal biopsy. Br J Rheumatol　35:44-49, 1996

[23] 江頭由太郎, 芥川寬, 梅垣英次, 他. 非腫瘍性虫垂疾患の病理学的特徵—虫垂炎症性疾患を中心に. 胃と腸　49:427-439, 2014

Summary

Immunohistochemical Stains and Special Stains in Non-neoplastic Lesions of the GI Tract

Yutaro Egashira[1], Hiroshi Akutagawa, Makoto Sanomura[2]

The basic pathological diagnosis of gastrointestinal non-neoplastic diseases is determined by hematoxylin-eosin staining. What in some disease immunostaining or specific staining are extremely useful and indispensable. In this report, we describe immunostaining and specific staining in the pathological diagnosis of gastrointestinal non-neoplastic diseases and lesions, focusing on those in which the staining procedures are either highly useful or indispensable. In non-neoplastic diseases, such as infection, the pathological diagnosis is often associated with the treatment policy. Thus, appropriate immunostaining and specific staining must be used to facilitate an accurate pathological diagnosis. Moreover, pathologists must have adequate knowledge of diseases along with immunostaining and specific staining. However, it is essential for clinicians also to understand and have adequate knowledge about immunostaining and specific staining to conduct biopsies from an appropriate site （excision in the event of surgical materials）and provide accurate clinical information based on differential diagnosis.

[1] The Department of Pathology, Osaka Medical College, Osaka, Japan

[2] The Hokusetsu Hospital, Osaka, Japan

主题　临床医生应掌握的免疫组化染色的知识

治疗相关联的伴随诊断

永妻 晶子[1]

落合 淳志

摘要●伴随诊断是帮助确定（对分子靶向治疗药效果有所期待的患者群体）的重要检查。利用免疫组化染色的消化器官癌症伴随诊断是针对曲妥珠单抗的投放对象即HER2过剩症状胃癌进行的。作为胃癌特有的问题，HER2过剩症状在肿瘤内分布并不均匀，在1个切片上进行的HER2判定未必能反映该患者肿瘤的整体状况，考虑到这一点，必须对结果进行解释。伴随诊断中的免疫组织染色只有在组织固定至包埋过程、染色过程、判定过程等所有过程中，都按照推荐的方法实施后，其结果才能得到保证。预计今后伴随诊断将进一步增多，持续保证检体的品质将至关重要。

关键词　伴随诊断　HER2　胃癌　肿瘤内不均匀

[1] 国立がん研究センター先端医療開発センターバイオマーカー探索部門
〒277–8577柏市柏の葉6丁目5–1

前言
——抗癌分子靶向治疗药的现状

自2001年，日本将利妥昔单抗、曲妥珠单抗这2种分子靶向治疗药收录到保险对象药品中以后，恶性肿瘤中分子靶向治疗药的开发就开始不断加快，2016年大约有50种抗癌分子靶向治疗药得到了承认。其中以血液肿瘤为对象的分子靶向药大约占到了20种，以固态肿瘤为对象的分子靶向药大约有30种（表1，表2）。其中，有一半药物都附加有伴随诊断。如果其生物标志症状/遗传因子变异等符合几乎全部的适应癌症种类，则无须强行附加伴随诊断。另一方面，因为没有确立明确的生物标志，所以有时也有可能不附加伴随诊断。

分子靶向治疗药和伴随诊断

分子靶向治疗药大致可以分为单克隆抗体药和小分子化合物两种。单克隆抗体药和靶点结合后，可以通过免疫细胞向具备靶点的目标细胞造成伤害［抗体依存性细胞伤害（antibody dependent cellular cytotoxicity，ADCC）和补体依存性细胞伤害（complement dependent cytotoxicity，CDC）］、中和作用（消除靶点的作用）、抗癌作用药剂向目标细胞进行输送［单克隆抗体药物复合体（antibody drug conjugate，ADC）］等，并通过该输送发现抗肿瘤效果。另一方面，大部分小分子化合物均为酪氨酸激酶抑制剂，可以通过关联信号传递的抑制发现抗肿瘤效果。从作用机制来看，单克隆抗体药中，靶点的发现是伴随诊断的有力候补，小分子化合物中，靶点遗传因子变

表1 在日本获得承认的固态肿瘤抗癌分子靶向治疗药——单克隆抗体药（截至 2016 年 12 月）

分子靶向 治疗药	商品名	靶点	适用病症	伴随诊断	日本第一次 承认
曲妥珠单抗	赫赛汀®	HER2	HER2 过剩症状 乳腺癌	HER2 过剩症状 (IHC、ISH)	2001 年
			HER2 过剩症状 无法切除的恶化 / 复发胃癌		
贝伐珠单抗	阿瓦斯汀®	VEGF-A	无法切除的恶化 / 复发 结肠 / 直肠癌	—	2007 年
			无法切除的恶化 / 复发 非小细胞肺癌（不包括扁平上皮癌）		
			卵巢癌		
			恶化 / 复发 子宫颈癌		
			无法手术 / 复发乳腺癌		
			恶性神经胶质瘤		
西妥昔单抗	西昔单抗®	EGFR	EGFR 阳性 无法治愈切除的恶化 / 复发 结肠 / 直肠癌	RGFR 过剩症状 (IHC)	2008 年
			头颈部癌	KRAS 遗传因子变异	
帕尼单抗	维克替比®	EGFR	KRAS 遗传因子野生型 无法治愈切除的恶化 / 复发 结肠 / 直肠癌	KRAS 遗传因子变异	2010 年
地诺单抗	Ranmark	RANKL	多发性骨髓瘤造成的骨骼病变	—	2012 年
			固态癌骨转移造成的骨骼病变		
			骨骼巨细胞瘤		
帕妥珠单抗	Perjeta®	HER2	HER2 阳性 无法手术 / 复发乳腺癌	HER2 过剩症状 (IHC, ISH)	2013 年
曲妥珠单抗 Emtansine	Kadcyla®	HER2	HER2 阳性 无法手术 / 复发乳腺癌	HER2 过剩症状 (IHC, ISH)	2013 年
nivolumab	Opdivo®	PD-1	无法切除根治 恶性黑色瘤	—	2014 年
			无法切除的恶化 / 复发 非小细胞肺癌	—	
			无法切除根治 / 转移性 肾细胞癌	—	
易普利姆玛单抗	Yervoy®	CTLA-4	无法切除根治 恶性黑色瘤	—	2015 年
雷莫芦单抗	Cyramza®	VEGFR-2	无法治愈切除的恶化 / 复发 胃癌	—	2015 年
			无法治愈切除的恶化 / 复发 结肠 / 直肠癌	—	
			无法切除的恶化 / 复发 非小细胞肺癌	—	
派姆单抗	Keytruda®	PD-1	无法切除根治 恶性黑色瘤	—	2016 年
			PD-L1 阳性 无法切除的恶化 / 复发 非小细胞肺癌	PD-L1 过剩症状 (IHC)	

HER2：人表皮生长因子受体 2；VEGF：血管内皮生长因子；EGFR：表皮生长因子受体；RANKL：NF-kB 配体的受体激活剂；PD-1：程序性细胞死亡 1；CTLA-4：细胞毒性 T 淋巴细胞相关抗原 4；PD-L1：PD 配体 1；IHC：免疫组化；ISH：原位杂交。

异等带来的活性变化是伴随诊断的有力候补，但靶点并不一定是治疗效果的预测因素。

西妥昔单抗是以 EGFR（epidermal growth factor receptor）为对象的单克隆抗体药，临床试验是以 EGFR 过剩症状肿瘤为对象进行的。但是，通过临床试验的后解析，即使发现 EGFR 过剩，如果位于信号下游的 KRAS（v-Kirsten rat sarcoma viral oncogene homolog）遗传因子出现变异，也无法期

表2 在日本获得承认的固态肿瘤抗癌分子靶向治疗药——小分子化合物（截至 2016 年 12 月）

分子靶向治疗药	商品名	靶点	适用病症	伴随诊断	日本第一次承认
伊马替尼	格列卫®	KIT (Bcr/Abl)	KIT (CD117) 阳性消化管间质肿瘤	KIT (CD117) 阳性 (IHC)	2001 年
吉非替尼	易瑞沙®	EGFR	EGFR 遗传因子变异型 无法手术 / 复发的非小细胞肺癌	EGFR 遗传因子变异	2002 年
埃罗替尼	tarceva®	EGFR	无法切除复发 / 恶化性 化学疗法后恶化 非小细胞肺癌	—	2007 年
			EGFR 遗传因子变异阳性 无法手术复发 / 恶化性 化学疗法未治疗 非小细胞肺癌	EGFR 遗传因子变异	
			无法治愈切除 胰腺癌	—	
索拉非尼	nexavar®	multi kinase	无法根治切除 / 转移性 肾细胞癌	—	2008 年
			无法切除 肝细胞癌		
			无法根治切除 甲状腺癌		
舒尼替尼	Sutent®	multi kinase	伊马替尼阻抗性消化管间质肿瘤	—	2008 年
			无法根治切除 / 转移性 肾细胞癌		
			胰腺神经内分泌肿瘤		
拉帕替尼	Tykerb®	EGFR/HER2	HER2 过剩症状 无法切除 / 复发乳腺癌	HER2 过剩症状 (IHC、ISH)	2009 年
替西罗莫司	Torisel®	mTOR	无法根治切除 / 转移性 肾细胞癌	—	2010 年
依维莫司	Afinitor®	mTOR	无法根治切除 / 转移性 肾细胞癌	—	2010 年
			神经内分泌肿瘤		
帕唑帕尼	Votrient®	multi kinase	恶性软肿瘤	—	2012 年
			无法根治切除 / 转移性 肾细胞癌		
克唑替尼	Xalkori®	ALK	ALK 融合遗传因子阳性 无法切除的恶化 / 复发 非小细胞肺癌	ALK 愈合遗传因子检索 (ISH、IHC、PCR)	2012 年
阿昔替尼	Inlyta®	multi kinase	无法根治切除 / 转移性 肾细胞癌	—	2012 年
瑞格非尼	Stivarga®	multi kinase	无法治愈切除的恶化 / 复发 结肠 / 直肠癌	—	2013 年
			癌症化学疗法后恶化的消化管间质肿瘤		
威罗菲尼	Zelboraf®	BRAF	BRAF 遗传因子变异 无法根治切除 恶性黑色瘤	BRAF 遗传因子变异	2014 年
阿法替尼	Gilotrif®	EGFR/HER2	EGFR 遗传因子变异阳性 无法手术 / 复发 非小细胞肺癌	EGFR 遗传因子变异	2014 年
Alectinib	Alecensa®	ALK	ALK 融合遗传因子阳性 无法切除的恶化 / 复发 非小细胞肺癌	ALK 融合遗传因子检索 (ISH、IHC、PCR)	2014 年
凡德他尼	Caprelsa®	multi kinase	无法根治切除 甲状腺髓样癌	—	2015 年
乐伐替尼	Lenvima®	multi kinase	无法根治切除 甲状腺癌	—	2015 年
达拉非尼	Tafinlar®	BRAF	BRAF 遗传因子变异 无法根治切除 恶性黑色瘤	BRAF 遗传因子变异	2016 年
曲美替尼	Mekinist®	MEK	BRAF 遗传因子变异 无法根治切除 恶性黑色瘤	BRAF 遗传因子变异	2016 年
奥希替尼	Tagrisso®	EGFR (T790M)	EGFR-TKI 阻抗性 EGFR T790 变异阳性 无法手术 / 复发 非小细胞肺癌	EGFR (T790M) 遗传因子变异	2016 年

TKI: 酪氨酸激酶抑制剂；mTOR: 哺乳动物雷帕霉素靶蛋白；ALK: 间变性淋巴瘤激酶；PCR: 聚合酶链反应。

待药物发生效果，这一点已经明确[1, 2]。之后开发的以 EGFR 为对象的单克隆抗体药帕尼单抗也得到了相同的结果[3]。针对上述结果，日本也于2015 年对 RAS 遗传因子检查进行了保险报销，对西妥昔单抗及帕尼单抗的添附文件进行了修订。

通过免疫组化染色进行的伴随诊断

现在的消化器官癌症中，需通过免疫组化染色（immunohistochemistry，IHC）法进行伴随诊断的分子靶向治疗药包括以发现 HER2（human epidermal growth factor receptor 2）过剩症状的胃癌为对象的曲妥珠单抗及以 EGFR 阳性结肠直肠癌为对象的西妥昔单抗。其中，关于西妥昔单抗，如前所述，有无 KRAS 遗传因子变异是实质性的伴随诊断。因此，本文将对以 HER2 过剩症状胃癌为对象的曲妥珠单抗的伴随诊断进行详细论述。

HER2 过剩症状胃癌的诊断——判定和问题点

1. 判定

现在进行的 HER2 过剩症状胃癌的伴随诊断，其目的是挑选出有望通过曲妥珠单抗的追加来达到延长寿命效果的群体。HER2 过剩症状胃癌的判定标准是根据 ToGA 试验结果，IHC 法中为 3+、或 IHC 法中为 2+ 且遗传因子扩散的病患[4]。用 IHC 法确认存在于癌细胞细胞膜中的 HER2 蛋白的过剩症状，如果手术标本中肿瘤细胞至少 10% 染色、活体组织检查标本中至少 5 个癌细胞群体确认到了染色，则为阳性。同时，通过 IHC 法判定界限域（2+）时，应通过 ISH（in situ hybridization）法确认 HER2 遗传因子是否有扩散。这是因为 HER2 蛋白过剩症状的主要原因（至少 90%）是遗传因子扩散，所以界限域（2+）病患中可以通过30% ~ 50% 确认到 HER2 遗传因子扩散。

目前可以检测出 HER2 遗传因子扩散的检查只有 ISH 法，不推荐其他方法[5]。ISH 法中除了让染色体信号发出银光色进行检测的 FISH（fluorescence ISH）法之外，还有通过色素产生物质来发出颜色的 CISH（chromogenic ISH）法、用银粒子和色素产生物质这 2 种物质来发出颜色的 DISH(dual color ISH) 法。后者与 FISH 法不同，可在明亮视野下进行观察，且标本可永久保存。用 DISH 法时，可以获得与胃癌组织内 HER2 蛋白过剩症状部位对比后的 HER2 遗传因子扩散信息（图1，图2）。

2. 判定的问题点

1）样本问题

为进行伴随诊断而实施 IHC 法时，一般情况下可以使用福尔马林固定石蜡包埋组织切片。福尔马林可以通过形成蛋白·缩氨酸锁和架桥结构来保存组织的形态，但从蛋白·缩氨酸的抗原性保持这一点来说，这种方法比其他方法有一定的劣势，为供伴随诊断使用，必须对检体进行合适的处理[6]。

从停止供血开始，组织检体的细胞溶解·组织破坏就已经开始了，抗原性也开始减弱，所以建议尽可能早地开始固定。CAP/ASCP/ASCO指导方针都建议在 1h 以内[5]。即使在作者等[7]的讨论中，采集后 6h 内大肠黏膜上皮表层就会发生剥离，24h 后就会波及黏膜的整个腺管。固定应使用 DNA 分化较少的 10% 中性缓冲福尔马林，确保用量足够，建议固定时间为6 ~ 72h。福尔马林对组织的渗透速度在 1mm/h左右[6]，同时还对合理固定所需的肿瘤切开的必要性进行了论述。固定不均匀（固定不良）和固定过度都会使抗原性减弱。虽然石蜡包埋块可以在常温下长期进行保存，但核酸会持续发生退化[7]。同时，切薄后的未染色石蜡切片在组织的氧化作用下，抗原性会降低。乳腺癌HER2 指导方针中，对未染色石蜡切片建议进行 6 周以内的染色[8]。

2）胃癌的不均匀性（图2）

胃癌中的 HER2 蛋白症状多见于分化型癌中[9]。虽然胃癌的特征是一个肿瘤内混合存在各种不同的组织分型，但根据作者的经验，即使

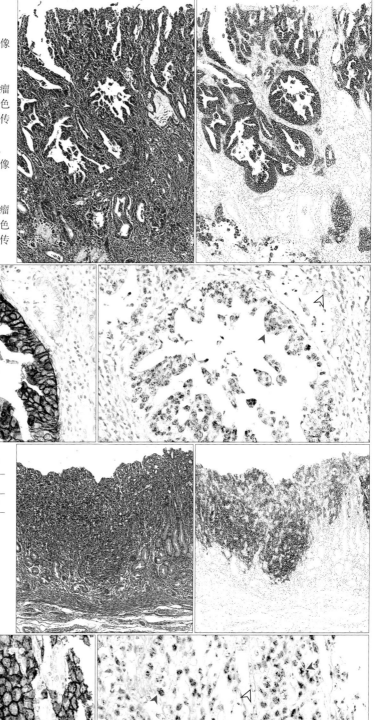

图1 HER2 过剩症状胃癌

a 分化型。HE 染色影像（×50 色影）。

b a 的 HER2 IHC 法（4B5）轻微放大影像（×50 轻微）。

c b 的深度放大影像（×400 深度放大）。

d c 的 HER2 DISH 法（×400）。虽然肿瘤细胞出现 HER2 遗传因子扩散现象（红色箭头），但肺肿瘤腺管中未出现 HER2 遗传因子扩散现象（黄色箭头）。

e 低分化型。HE 染色影像（×50 色影）。

f e 的 HER2 IHC 法（4B5）轻微放大影像（×50 轻微）。

g f 的深度放大影像（×400 深度放大）。

h g 的 HER2 DISH 法（×400）。虽然肿瘤细胞出现 HER2 遗传因子扩散现象（红色箭头），但肺肿瘤腺管中未出现 HER2 遗传因子扩散现象（黄色箭头）。

a	b
c	d
e	f
g	h

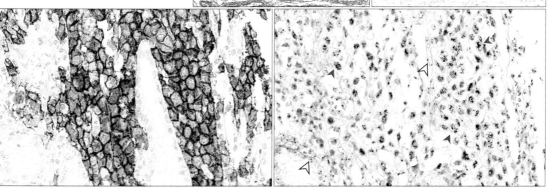

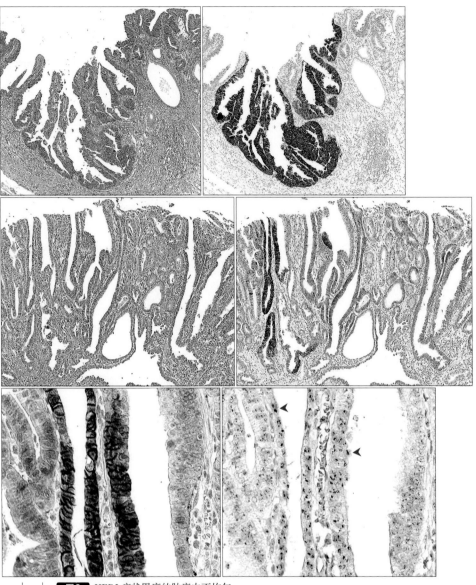

a	b
c	d
e	f

图2 HER2 症状胃癌的肿瘤内不均匀

a 例1。HE 染色影像（×50 色影）。

b HER2 IHC 法（4B5）轻微放大影像（×50 轻微）。部分肿瘤组织出现了 HER2 蛋白过剩现象。

c 例2。HE 染色影像（×50 色影）。

d HER2 IHC 法（4B5）轻微放大影像（×50 轻微）。仅肿瘤腺管极小的一部分出现了 HER2 蛋白过剩现象。

e d 的深度放大影像（×400 深度放大）。

f 与 e 对应区域的 HER2 DISH 法（×400）。不管是否发现 HER2，肿瘤的形态并无差异。看到了与 HER2 过剩症状区域一致的 HER2 遗传因子扩散（红色箭头）。

是同一组织内，根据组织分型的不同，HER2 蛋白症状也有所差异。ASCO 指导方针中，也写着"应选择包含 lowest tumor morphology 区域的组织块"[5]。

如前所述，胃癌中，即使是 HE 染色标本中没有发现明确差异的情况，也可以知道 HER2 症状在肿瘤内的不均匀性（intratumoral heterogeneity）。IHC 法的讨论中，HER2 过剩症状病患中，从 45% ～79% 的病患中可以看到同一肿瘤内的不均匀现象，而在遗传因子扩散检查法的讨论中，从 23% ～54%HER2 遗传因子扩散的病患中，也可以看到同一肿瘤内的不均匀现象[9]。

未来在消化管肿瘤中的伴随诊断

2016 年 12 月，抗 PD-1 单克隆抗体药派姆单抗获得了对非小细胞肺癌的追加承认。适用"无法切除 PD-L1 阳性的恶化·复发的非小细胞肺癌"。派姆单抗在通过 IHC 法进行的 PD-L1 阳性胃癌中的抗肿瘤效果已经得到明确[10]，今后胃癌也有可能将 PD-L1 的 IHC 法作为伴随诊断进行追加承认。另一方面，对于具有错配修复遗传因子变异现象的固态肿瘤，派姆抗体的有效性也得到了明确[11]，至于哪一个是治疗效果更合理的预测因素，需要等目前正在进行的临床试验结果出来后才能知道。

结语

关于治疗相关联的伴随诊断，我们以 HER2 过剩症状胃癌为中心进行了论述。

利用 IHC 法进行的伴随诊断可以通过 FFPE（formalinfixed paraffin-embedded）块实施，所以通用性较高。另一方面，如果 FFPE 制作工程的实施方法不合理，则无法得到正确的结果。

病理组织标本说到底只是整个肿瘤的一部分。特别是胃癌组织不均匀性较严重，所以病理标本中所包含的胃癌组织并不能代表胃癌整体，这一点必须引起注意。当伴随诊断和临床经过不合理时，也必须在考虑上述问题点的基础上进行讨论。

参考文献

[1] Van Cutsem E, Köhne CH, Láng I, et al. Cetuximab plus irinotecan, fluorouracil, and leucovorin as first-line treatment for metastatic colorectal cancer：updated analysis of overall survival according to tumor KRAS and BRAF mutation status. J Clin Oncol　29:2011-2019, 2011

[2] Bokemeyer C, Bondarenko I, Hartmann JT, et al. Efficacy according to biomarker status of cetuximab plus FOLFOX-4 as first-line treatment for metastatic colorectal cancer：the OPUS study. Ann Oncol　22:1535-1546, 2011

[3] Douillard JY, Siena S, Cassidy J, et al. Randomized, phase III trial of panitumumab with infusional fluorouracil, leucovorin, and oxaliplatin（FOLFOX4）versus FOLFOX4 alone as first-line treatment in patients with previously untreated metastatic colorectal cancer：the PRIME study. J Clin Oncol　28:4697-4705, 2010

[4] Bang YJ, Van Cutsem E, Feyereislova A, et al. Trastuzumab in combination with chemotherapy versus chemotherapy alone for treatment of HER2-positive advanced gastric or gastro-oesophageal junction cancer（ToGA）：a phase 3, open-label, randomised controlled trial. Lancet　376:687-697, 2010

[5] Bartley AN, Washington MK, Colasacco C, et al. HER2 Testing and Clinical Decision Making in Gastroesophageal Adenocarcinoma：Guideline From the College of American Pathologists, American Society for Clinical Pathology, and the American Society of Clinical Oncology. J Clin Oncol　35:446-464, 2017

[6] 名倉宏, 長村義之, 堤寛（編）. 渡辺·中根 酵素抗体法, 改訂 4 版. 学際企画, 2002

[7] Sato M, Kojima M, Nagatsuma AK, et al. Optimal fixation for total preanalytic phase evaluation in pathology laboratories：a comprehensive study including immunohistochemistry, DNA, and mRNA assays. Pathol Int　64:209-216, 2014

[8] Wolff AC, Hammond ME, Hicks DG, et al. Recommendations for human epidermal growth factor receptor 2 testing in breast cancer：American Society of Clinical Oncology/College of American Pathologists clinical practice guideline update. J Clin Oncol　31:3997-4013, 2013

[9] 日本病理学会胃癌HER2ガイドライン委員会. 胃癌HER2病理診断ガイドライン. 日本病理学会, 2015

[10] Muro K, Chung HC, Shankaran V, et al. Pembrolizumab for patients with PD-L1-positive advanced gastric cancer（KEYNOTE-012）：a multicentre, open-label, phase 1b trial. Lancet Oncol　17:717-726, 2016

[11] Le DT, Uram JN, Wang H, et al. PD-1 Blockade in Tumors with Mismatch-Repair Deficiency. N Engl J Med　372:2509-2520, 2015

Summary

Companion Diagnostics for Gastrointestinal Cancer

Akiko Nagatsuma[1], Atsushi Ochiai

Companion diagnostics is an important tool for selecting patients with cancer who are most likely to clinically benefit from a particular molecular-targeted drug. This report focuses on the companion diagnostics for HER2-overexpressing gastric cancer. Intra-tumor heterogeneity in gastric cancer is an important phenomenon, so we need to recognize that reported HER2 status represents only a fraction of gastric cancer tissue. For accurate immunohistochemical diagnosis of gastric cancer using formalin-fixed, paraffin-embedded blocks, each process for sample preparation, fixation and storage need to be appropriate.

[1] Division of Biomarker Discovery, Exploratory Oncology Research & Clinical Trial Center, National Cancer Center, Kashiwa, Japan

Q1　如果病理医生拒绝免疫染色该如何对应,请告知对应方法。

A　可以通过购买抗体·试剂,并深入学习疾病和免疫染色相关知识来解决。

病理医生拒绝临床医生对免疫染色的要求时,其原因大致有2个。一个原因是,医院没有针对目标疾病免疫染色的抗体及其他试剂等,即相关体制尚未确立。另一个原因是,病理医生尚未找到临床医生要求的免疫染色对目标疾病以及临床学方面的病理学意义。如果是前者,虽然只需购买抗体及试剂即可解决,但1个抗体正常价格都在5万日元以上,所以购买时应充分考虑使用频率等。同时,还有一个方法,即向外委托染色服务。另一方面,如果是后者,则必须充分研究目标疾病、免疫染色的种类,并向病理医生说明其必要性。

除此之外,虽然还有很多是人际关系原因被拒绝的情况,但这不在Q&A所涉及的范围内。

回答:海崎 泰治(福井县立医院病理诊断科)

Q2　实际临床中,免疫染色对芽殖评价是否有用?

A　虽然对认识芽殖巢有用,但现行指导方针·使用规章中并没有规定免疫染色是必需的。

芽殖的定义是"由癌症发育严重部位间质中呈浸润性存在的单个或5个以下构成细胞组成的癌症胞巢"。判定方法是先选择病变内芽殖最严重区域,然后用20倍物镜对1个视野内的芽殖个数进行计数,以0～4个为Grade1、5～9个为Grade2、大于等于10个为Grade3。T1大肠癌中,Grade2、3的情况下,相比Grade1其淋巴结转移率显著加大,大肠癌治疗指导方针中,也将其视为是对内镜摘除后的追加治疗进行考虑时的因素之一。这些判定法及分级的合理性,都是通过HE染色标本讨论在对其有用性进行确认后得出的。近年来,虽然有报告显示,使用细胞角蛋白等免疫染色,有望大幅提升判定精度和再现性,但并未对有用性及合理的分级标准进行确认,这是当前的现状。虽然未来有可能对判定方法和基准进行修正,但只要是在使用以HE标本评价为前提的现行标准的情况下,就可以认为将免疫染色用于芽殖评价是不恰当的。

回答:河内 洋(癌症研究会有明医院病理部)

Q3 实际临床中, 免疫染色对血管侵袭的评价是否有用?

A 虽然免疫染色对淋巴管侵袭的判定是有用的, 但对静脉侵袭的判定而言, 还是弹性纤维染色 (特殊染色) 更为有用。

正常情况下, 血管侵袭评价时可以分为淋巴管侵袭和静脉侵袭两种。当组织影像显示内皮细胞反面的空隙内存在癌症病灶时, 即可确认是淋巴管侵袭。虽然多数情况下可以通过HE染色进行判定, 但如果炎症和纤维增生较严重, 内皮细胞和空隙就有可能不清晰, 同时制作标本时还有可能在癌症病灶周围形成人为性的裂缝。这种情况下, 仅通过HE染色很难确定是淋巴管侵袭, 使用可以对淋巴管内皮细胞进行识别的抗体即D2-40进行免疫染色是有用的。但是, 从精度、再现性、临床有用性相关的各类报告来看, 并不能说只要实施了D2-40免疫染色即可无条件提升试验效果。建议可以结合HE染色症状和免疫染色症状确立合理的评价方法。

从另一方面来说, 一般情况下, 静脉侵袭中仅通过HE染色进行判定是非常困难的, 可以通过使用弹性纤维染色 (Elastica van Gieson和victoria blue等的特殊染色) 提升诊断精确度、再现性。免疫染色在静脉侵袭中并没有什么作用。

回答: 河内 洋 (癌症研究会有明医院病理部)

Q4 根据生产厂商和抗体种类的不同, 染色性能会有所差异吗?

A 根据生产厂商的不同, 抗体所识别的抗原决定基可能会有所差异, 即使明明对相同的抗原进行了染色, 但有可能会出现染色性能不同、阳性细胞数和分布不同的情况。

正如抗p53抗体那样, 变异较多。不同厂商的几个种类的抗体在一起时, 如果对使用抗体识别的抗原决定基 (抗原决定簇) 和这些决定基的反应性·特异性 (哪一部分将如何被染色) 没有充分的了解, 就有可能出现染色结果解释错误的危险。同时, 也有可能出现抗体随附的数据表内容不充分的情况, 所以将新种类的抗体导入到日常病理诊断中时, 除了使用多种组织对反应性·特异性进行讨论之外, 还必须对是否存在非特异反应和交叉反应进行讨论。只有这样才能得到完全可靠的免疫染色结果评价和解释。

回答: 二村 聪 (福冈大学医学系病理学讲座)

Q5 确定黏膜肌板时是否必须使用肌间线蛋白染色?

A 为对癌症的侵入深度进行正确评价，有时会需要使用染色。

为对癌症的侵入深度进行正确评价，就必须完全确定黏膜肌板。当癌症从黏膜肌板开始明显向黏膜侧增生，并可以完全识别连续的黏膜肌板时，或可以简单识别出癌症在黏膜下层以下深入浸润massive时，此类病患中，正常情况下只需通过HE染色标本进行评价就足够了。但另一方面，当黏膜肌板受癌症增生·浸润的影响被挤压、变薄时，或受浸润影响使得黏膜肌板出现分化时，只通过HE染色标本是难以对黏膜肌板进行识别的，为对残留在浸润严重部位的黏膜肌板进行确定，决定对黏膜下浸润距离进行测量时的基准线，必须使用肌间线蛋白免疫染色。同时，有茎性大肠癌的head invasion病患中，也有可能在肌间线蛋白染色的作用下，使得polyp head内向上、交错的黏膜肌板识别变得更加简单，必要情况下可以追加染色。

回答：伴 慎一（独协医科大学越谷医院病理诊断科）

Q6 淋巴结转移诊断中必须使用免疫染色吗?

A 关于淋巴结转移的诊断，多数情况下只需通过HE染色标本即可进行。

使用免疫染色包括以下情况。

ⅰ）转移到淋巴结上的肿瘤较小时，形态学性诊断就会变得非常困难。可以看到极少个细胞性肿瘤细胞的淋巴结中，如果肿瘤没有特征性症状，则无法进行确诊，必须通过免疫染色进行确认。可以使用AE1/AE3、CAM5.2等上皮性标志。TNM分类中，把通过HE染色或免疫染色识别的单独肿瘤细胞或小于等于0.2mm的肿瘤细胞定义为ITC（isolated tumor cells）。ITC（+）虽然也被判定为pN0，但诊断时建议一并使用免疫染色。

ⅱ）当原因不明的肿瘤转移到淋巴结上时，为对原发病灶进行推断和鉴别，可以实施免疫染色。可以使用CK7、CK20的组合染色，或为推断肿瘤使用特异性标志的染色。

回答：大仓 康男（PCL JAPAN病理·细胞诊断中心川越实验室）

Q7 免疫染色中可以只使用福尔马林固定的标本吗？

A 原本检体固定的目的是将组织的自我溶解停止及组织的变质控制在最小程度范围内，换句话说就是进行组织内的水处理及蛋白质凝固。

　　固定的原理大致可以分为4类：①形成乙醛基和蛋白的赖氨酸残基的架桥来固定蛋白（应用甲醛、戊二醛等）；②通过酸的蛋白凝固作用来进行固定（应用苦味碱酸、冰醋酸等）；③通过金属盐的氧化作用来进行固定（应用氯化银、锌）；④通过脱水使蛋白质凝固来进行固定（应用酒精、丙酮等）。正常固定使用的是10%~20%福尔马林（甲醛水溶液、甲醛浓度为4%~8%），即使用于免疫染色也不会有特别的问题。但是，关于福尔马林浓度，相比20%，建议还是10%更好，中性缓冲福尔马林比非缓冲福尔马林的抗原性保持效果更好。

回答：八尾 隆史（顺天堂大学研究生院医学研究科人体病理病态学）

Q8 进行免疫染色时，应如何使用处理活体组织检查、手术材料？

A 为获得正确的免疫染色结果，必须充分注意到检体干燥、固定之前的时间、固定时间。可以参考"胃癌·乳腺癌HER2病理诊断指导方针"[1]。

　　从采集到固定为止的期间内，目标抗原的细胞外漏和分解是不停进行的。同时，检体的干燥也与标本品质的降低密切关联，所以应尽可能迅速地将检体浸渍到固定液体中。必须对手术材料等进行肉眼观察和检体整理时，可以用生理食盐水保持湿润，固定前应保管在冰箱里，但即使是这种情况，固定前的时间也建议控制在4h以内。标准固定液体为10%的中性缓冲福尔马林。同时，固定不良也有可能造成染色性能降低，建议固定6~72h。福尔马林中每小时的渗透深度为1mm，所以如果是体积较大的检体，可以在检体上划几个口子，这样福尔马林的渗透性会更好。虽然石蜡块在室温条件下也是相对稳定的，但是也不建议在薄切片（未染色标本）的状态下长时间放置。

参考文献
[1]日本病理学会(编)。胃癌·乳腺癌HER2病理诊断指导方针，第1版。金原初版，2015

回答：根本 哲生（东邦大学医疗中心大森医院病理诊断科）

Q9 ESD的M癌症中是否必须要使用免疫染色？

A 为对与治疗方针相关联的病理症状进行正确的评价，有时确实必须使用免疫染色。

必须使用免疫染色的情况主要包括以下2种。第一种是受癌症增殖、浸润伴随而来的挤压、破坏的影响，黏膜肌板呈现变薄、交叉和分化现象，HE染色标本上难以对是否属于M癌进行评价。这种情况下，必须通过肌间线蛋白的免疫染色确定黏膜肌板，确认癌症的浸润未超越黏膜肌板。第二种是怀疑是血管侵袭，特别是淋巴管侵袭时。报告显示胃癌中，即使是M癌中也可以看到向淋巴结的转移，尽管可能频率比较低，所以淋巴管侵袭是其危险因素之一[1, 2]。在HE染色标本上对淋巴管侵袭进行确定是有界限的，所以还是先通过D2-40的免疫染色（淋巴管内皮为阳性）确认是否存在淋巴管侵袭的情况比较好。

参考文献

[1] Yamao T, Shirao K, Ono H, et al. Risk factors for lymph node metastasis from intramucosal gastric carcinoma. Cancer 77:602-606, 1996
[2] Gotoda T, Yanagisawa A, Sasako M, et al. Incidence of lymph node metastasis from early gastric cancer：estimation with a large number of cases at two large centers. Gastric Cancer 3:219-225, 2000

回答：伴 慎一（独协医科大学越谷医院病理诊断科）

Q10 请告知进行免疫染色时的固定方法。

A 在考虑给免疫染色使用的基础上进行固定的过程中，最重要的是保持抗原性。

为保持抗原性，首先应防止组织的自我溶解，即检体采集后，必须尽可能快速地使其渗透固定液（福尔马林）。虽然在实际的临床现场，多半是在手术结束后进行固定的，但建议此时保管在冰箱等中，避开超过30℃的室温，且固定时间应控制在3h以内。虽然推荐固定时间为8～48h，但如果是像活体组织检查这样的小检体，几小时就足够了。大的检体及有被膜的肿瘤中，因为固定液难以渗透，所以可以根据需要在病变部位上划几个口子进行固定，或剪切下来后进行追加固定，也可以在一开始就按照给免疫染色用的要求对其进行修剪，然后再固定。此外，关于固定液，一般情况下，与20%浓度的液体相比，10%的福尔马林液体更佳，中性缓冲福尔马林比非缓冲福尔马林的抗原性保持效果更好。

回答：八尾 隆史（顺天堂大学研究生院医学研究科人体病理病态学）

Q11 进行免疫染色大约需要多少费用?

A 粗略计算,为几千日元~几百万日元/1个标本。

　　根据实际情况的不同,免疫染色的费用也千差万别。根据免疫染色实施人员、抗体选择(是单独制作抗体? 还是使用市面有售的抗体? 正常情况下,市面有售的抗体1套为几万日元~几十万日元/50μL,可制作100片左右的免疫染色标本)等的不同,其费用也有所差异(粗略计算,为几千日元~几百万日元/1个标本)。委托检查中心(检查公司)时,也存在上面所述的各种情况,为几千日元~几百万日元/1个标本(与正常的标本制作费用不同)。此外,在特定的保险医疗机构(除满足一定条件的病理机构之外,还包括有专门从事病理诊断的医生正常出勤的诊所、医院)以病理诊断方式进行免疫染色时,尽管有每月1次的原则性限制,但可以申请健康保险医疗服务(根据抗体种类的不同,报销范围不等)。

回答:和田 了(顺天堂大学医学部附属静冈医院病理诊断科)

Q12 请系统性地对淋巴瘤相关免疫染色进行解说。

A 淋巴瘤的病理诊断中,首先将在HE染色标本上推进淋巴球性肿瘤(淋巴瘤)和反应性(过形成性)病灶的鉴别诊断,但如果构成淋巴球较小,其作业将非常困难。

　　如果淋巴瘤的可能性较高,则可以在检索细胞系列(B细胞、T细胞、natural killer细胞),锁定淋巴瘤病型(疾病单位)的同时,将其他系统的恶性肿瘤(癌瘤、肉瘤、黑色瘤)排除在外。届时,切勿胡乱进行过多的免疫染色,这一点至关重要。同时,也有像MALT(mucosa-associated lymphoid tissue)淋巴瘤之类缺乏决定性特异抗体的病型。因此,应在考虑临床病症、图像症状、血液生物化学数据的基础上,谨慎进行诊断,这一点非常重要。应以非淋巴球性肿瘤的排除诊断及必须快速进行治疗的高度恶性的淋巴瘤诊断为最优先。必须坚决杜绝脱离常识的病理诊断。抗体选择的实际情况请参照田中健大等的文章(P62-P70)。

回答:二村 聪(福冈大学医学系病理学讲座)

呈黏膜下肿瘤状形态的 胃神经束膜瘤（perineurioma）1例

松井 繁长[1]　　樫田 博史　　田中 梨绘

高山 政树　　峯 宏昌　　足立 哲平

米田 赖晃　　永井 知行　　朝隈 丰

樱井 俊治　　工藤 正俊　　筑后 孝章[2]

月山 雅之[3]

早期胃癌研究会病例（2015年2月度）
[1]近畿大学医学部消化器官内科
邮政编码589-8511大阪狭山市大野东377-2
E-mail : ma2i@med.kindai.ac.jp
[2]同上 病理学研究室
[3]月山胃肠内科

概述●患者为50多岁的女性。因为上部消化管X线造影检查中发现有异常，所以进行了内镜检查，结果发现胃穹隆部位出现了病变。病变为黏膜下肿瘤状隆起，顶部凹陷，呈红色调。无法通过活体组织检查进行确诊，所以进行了内镜式黏膜切除术。根据病理组织学症状，发现黏膜表层到黏膜下层的结节状病变中，有纺锤形及类圆形的肿瘤细胞增殖现象，小型类圆形核和透明胞体构成的纺锤形细胞以毛细血管中心，呈旋涡状增殖。免疫组化染色中呈 Glut-1 阳性、caludin-1 部分阳性，EMA、S-100 蛋白、CD34、α-SMA 为阴性，根据以上现象诊断为胃神经束膜瘤（perineurioma）。

关键词　黏膜下肿瘤　神经束膜瘤（perineurioma）

前言

神经束膜瘤（perineurioma，PN）是由神经束膜细胞增生而来的类癌瘤。PN主要在四肢、身体躯干部位比较多发，在消化管中是极其罕见的。此次作者等人因为通过内镜式黏膜切除术（endoscopic mucosal resection，EMR）诊断了1例胃部PN病患，所以特此进行报告。

病例

患者：50多岁，女性。

主要症状：无特别症状。

过往病史：无特殊记录事项。

家族病史：无特殊记录事项。

目前病史：因为检查诊断的上部消化管X线造影检查中发现有异常，所以去附近医院接受了诊断。通过内镜检查发现胃穹隆部位有异常，活体组织检查结果也诊断为Group1。为进行详细检查被介绍到了作者所在科室。再次通过内镜检查进行了活体组织检查，但并未确诊，为进行诊断性治疗需实施EMR，所以入住了作者所在医院。

住院时的体征：身高152.1cm，体重46.8kg，体温36.7℃，血压136/64mmHg（1mmHg=133.32Pa），脉搏68/min，意识清醒，无眼睑结膜贫血。无眼球结膜发黄。心肺无异常。腹部平坦柔软，按压无疼痛。肝脾部位未触摸到肿瘤。没有摸到表层淋巴结。

住院检查（**表1**）血液及生物化学检查均无异常，CEA、CA19-9也均在正在范围内。血清 *Helicobacter pylori*（*H. pylori*）抗体呈阴性。

上部消化管内镜（esophagogastroduode-noscopy，EGD）所见　胃穹隆部位有竖起平缓且被正常黏膜所覆盖的、大小为 6mm 的黏膜下肿瘤（submucosaltumor，SMT）状隆起。顶部凹陷，呈红色调（**图 1**）。

色素内镜所见　撒布靛蓝胭脂红后发红部位的程度进一步加深（**图 2**）。

NBI（narrow band imaging）所见　竖起的黏膜是未发生萎缩的正常胃黏膜。中间部位的 villi 状结构虽然肿大，但结构规则，未发现demarcation line。血管虽然有所扩张，但未出现运行不规则和口径不同的现象（**图 3**）。

20Hz 微型探头进行的超声波内镜（endo-scopic ultrasonography，EUS）所见　出现了第 2·3 层的低回声肿瘤（**图 4**）。

表1 血液·生物化学检查结果			
生物化学		ALP	203 IU/L
CRP	0.032mg/dL	T. cho	201mg/dL
Na	141mEq/L	TG	95mg/dL
K	4.2mEq/L	血球数	
Cl	106mEq/L	WBC	5,600/mm³
Glu	95mg/dL	RBC	419×10⁴/mm³
BUN	9mg/dL	Hb	13.5g/dL
Cre	0.65mg/dL	Ht	39.5%
TP	7.0g/dL	Plt	22.2×10⁴/mm³
Alb	4.1g/dL	肿瘤标志	
T-Bil	0.9mg/dL	CEA	4.8ng/mL
GOT	20 IU/L	CA19-9	18U/mL
GPT	13 IU/L	*H. pylori*	
LDH	181 IU/L	IgG 抗体	< 3U/mL
γ-GTP	14 IU/L		

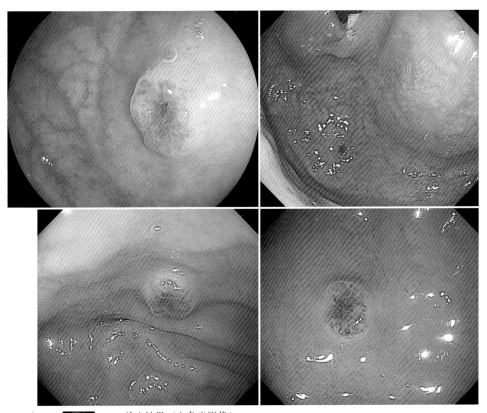

a	b
c	d

图1 EGD 检查结果（白色光影像）
a 上一次就医时的内镜影像。
b 远景影像。
c 俯视影像。
d 近景正面影像。

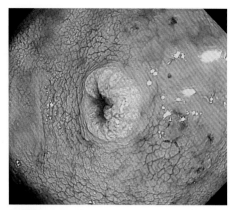

图2 色素内镜检查结果（靛蓝胭脂红撒布影像），发红部位颜色进一步加深

活体组织检查结果 腺窝上皮上未发现恶性症状。黏膜层正下方，有纺锤状或树枝状纤细胞体和类圆形或纺锤形核的细胞出现了增生，并未发现特定的配列影像。未发现核分裂影像（**图5**）。免疫组化染色进行了 CD34、c-kit、

DOG-1、肌间线蛋白、CDK4、MDM2、HHF35、α-SMA、钙调结合蛋白、S-100 蛋白、嗜铬粒蛋白 A、突触素、NCAM 等，但结果均为阴性。可以确认不是 GIST（gastrointestinal stromal tumor）、类癌瘤，但未最终确诊。

临床经过 获得了本人和家人的同意后，以诊断性治疗为目的进行了 EMR。

展示了内镜影像和切除组织的对比。如**图6**所示，切开后进行了病理性探索。

EMR 标本病理组织学检查结果 在切片②、③中发现了病变，从黏膜表层到黏膜下层，是富含黏液状基质的、大小为 5mm 的结节状病变，且界限清晰（**图7**）。纤维黏液基质中发现有纺锤形或类圆形肿瘤细胞的增殖，由小类圆形核和透明胞体构成的纺锤形细胞以毛细血管为中心，呈同心圆状、旋涡状、交错状、绳索状增殖，未发现有炎症细胞浸润现象（**图8**）。核为类圆形，且大小均匀，核分裂影像也不明显，细

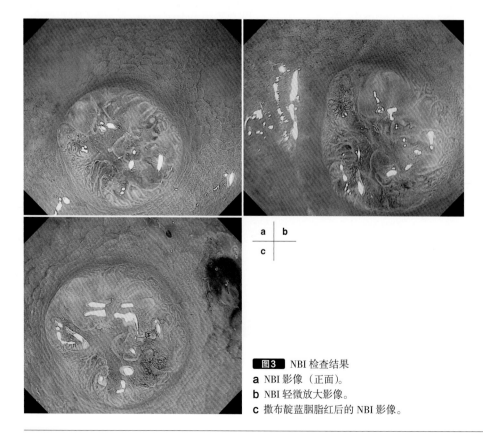

图3 NBI 检查结果
a NBI 影像（正面）。
b NBI 轻微放大影像。
c 撒布靛蓝胭脂红后的 NBI 影像。

胞质较少，但有细长突起。切除残片中未发现肿瘤，也没有出现血管侵袭。

免疫组化染色检查结果 insulin-dependent Glut-1（glucose transporter-1）为阳性，claudin-1 为部分阳性，EMA（epithelial membrane antigen）、S-100 蛋白、CD34、α-S MA 均为阴性（**图9**）。

根据以上症状最终诊断为 PN。

研究

神经束膜是一个包裹神经内膜的薄纤维组织，该神经内膜用于捆扎 Schwann 细胞覆盖的多个神经突触。PN 是末梢神经鞘瘤的一种，是一

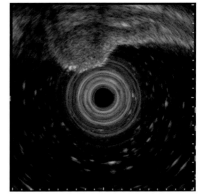

图4 200Hz 微型探头进行的 EUS 检查结果，第 2～3 层中发现有低回声肿瘤

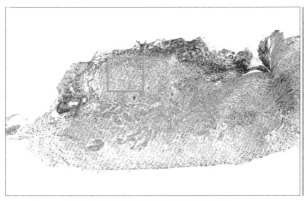

a | b **图5** 活体检查的病理组织学结果
a 放大镜影像。
b a 中蓝色框部分的放大影像。

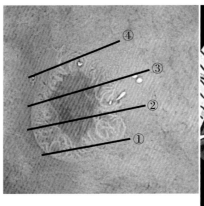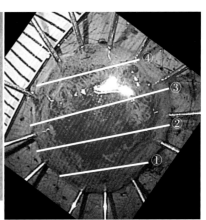

a | b **图6** 内镜影像和切除组织对比
a EMR 时的内镜影像。
b 切除标本的组织。

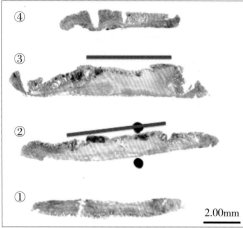

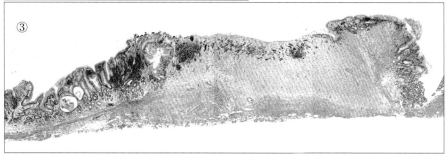

图7 切除标本的病理组织学检查结果
a 放大镜影像（红线表示的是病变的存在范围）。
b 切片③的轻微放大影像。

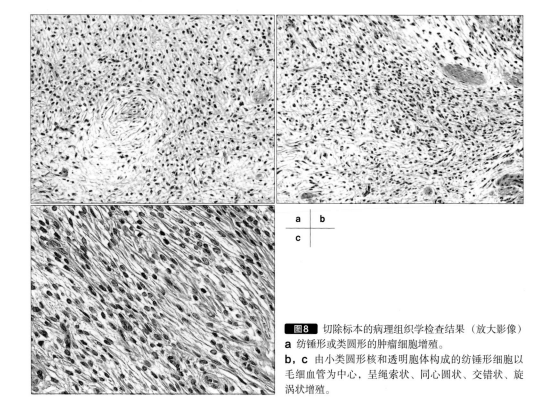

图8 切除标本的病理组织学检查结果（放大影像）
a 纺锤形或类圆形的肿瘤细胞增殖。
b，c 由小类圆形核和透明胞体构成的纺锤形细胞以毛细血管为中心，呈绳索状、同心圆状、交错状、旋涡状增殖。

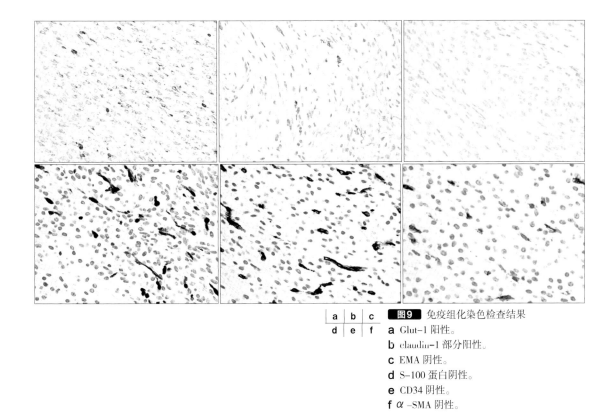

| a | b | c |
| d | e | f |

图9 免疫组化染色检查结果

a Glut-1 阳性。
b claudin-1 部分阳性。
c EMA 阴性。
d S-100 蛋白阴性。
e CD34 阴性。
f α-SMA 阴性。

种非常罕见的疾病，发生率小于等于软肿瘤的1%，1978 年，Lazarus 等[1]首次对末梢神经鞘瘤进行了报道，文中指出它来自神经束膜细胞[2]。

PN 可以分为 intraneural PN 和 soft tissue (extraneural) PN 两种。intraneural PN 多发生于年龄在 10~20 岁之间的青少年中，四肢部位比较常见。多伴随末梢神经局部肿大、体力降低、肌肉萎缩、末梢神经功能障碍等症状[3]。

soft tissue(extraneural)PN 则与末梢神经无关，软组织内的间叶组织细胞分化成神经束膜细胞后会发生增殖，并形成结节。自己不会感觉到任何症状。很多 PN 均为 soft tissue PN[3]。PN 虽然极其罕见，但有时也会在消化管内发生。仅从PubMed 检索来看，截至目前包括作者病例在内一共发现了 26 例[4-12]（**表2**）。从分类来看，根据发生部位判定应该均属于 soft tissue PN。

从发生病患的男女比例来说几乎差不多，年龄

也涵盖各个阶段，无法确定具体的多发年龄段。作为自我感觉症状，虽然有部分病患出现了消化管出血、腹痛、难以下咽等症状，但大多数病患并无任何症状，均是通过筛查发现的。从发生部位来看，大肠部位最多，一共 19 例（73.1%），特别是 S 状结肠中较为多见。就胃部而言，包括自己经手的病患在内仅有 4 例[4, 9, 11]，存在部位分别为胃体部位 2 例[4, 11]、胃穹窿部位 1 例、胃前庭部位 1 例[9]。从形态来说，大肠中最多见的是息肉型，和报告名称为 fibroblastic polyp 的疾病属于同一种病变。胃部 4 例中仅 1 例[9]为息肉型病变，其他 3 例（75%）[4, 11]均为 SMT或 SMT 状。后者中，包括自己经手的病患在内一共 2 例病患中，顶部出现了溃疡和凹陷现象。作为内镜检查中看到的鉴别疾病，包括 GIST、类癌瘤、IFP（inflammatory fibroid polyp）、转移性胃肿瘤、呈 SMT 状的癌症等。

作者病例中，为伴随有凹陷状态的 SMT 状

表2 消化管 perineurioma 26 例病例报告的汇总（包括作者病例）

平均年龄（范围）	44.8（25~80）岁
症状	无症状 11 例，消化管出血 2 例，腹痛 4 例，便潜血阳性 1 例，腹泻 1 例，难以下咽 1 例，不明 6 例
发生部位	
食管	1 例
胃部	4 例（胃体部位 2 例，穹隆部位 1 例，前庭部位 1 例）
小肠	2 例（空肠 1 例，回肠 1 例）
大肠	19 例（RS 4 例，S 状结肠 9 例，下行结肠 3 例，横行结肠 2 例，结肠 1 例）
浸润深度	
黏膜内	17 例（结肠 13 例，RS 4 例）
黏膜下层	8 例（食管 1 例，胃部 4 例，空肠 1 例，结肠 2 例）
固有肌层	1 例（回肠）
肿瘤直径	
< 10mm	20 例（2~8mm）
10~20mm	3 例
> 21mm	3 例（30mm：结肠；45mm：空肠；50mm：回肠）
治疗	ESD / EMR 4 例，手术 3 例，密切观察 10 例，不明 9 例
治疗后恢复	未出现因原始疾病死亡的病患

表3 peripheral nerve sheath tumor 和免疫组化标志

	第一群 阳性 （diagnostic）	第2群 阳性 （supportive）	阴性
perineurioma（PN）	EMA（染色性倾向弱），claudin-1，Glut-1		S-100 蛋白
neurofibroma	S-100 蛋白		
schwannoma	S-100 蛋白	CD34，EMA	
MPNST	S-100 蛋白	nestin，EMA，CD34	

MPNST：恶性周围神经鞘肿瘤；EMA：上皮膜抗原；Glut-1：葡萄糖转运蛋白 1。

隆起。表面结构整齐规律，同时虽然血管有所扩张，但未出现运行不规律现象，所以不是原发性的上皮性肿瘤，考虑应对类癌瘤和转移性肿瘤进行鉴别。

虽然是 PN 的诊断，但从病理组织学的角度来说，intraneural PN 中，神经束膜细胞将以神经纤维为中心呈同心圆状增殖，形成多个旋涡状的结构[3]。

soft tissue PN 则是在黏液状基质中，纺锤形细胞呈束状、花纹状、旋涡状配列[3]。在与其他末梢神经鞘瘤进行鉴别时，免疫组织学症状是非常有用的。PN 在 EMA、Glut-1、claudin-1 中呈阳性，在 S-100 蛋白中呈阴性[14-16]（**表 3**）[15]。关于 EMA，则呈现染色性较弱的趋势，难以判定的情况较多，也有呈阴性的情况[3, 17]。作者病例通过内镜检查、病理标本的 HE 染色影像并未确诊。虽然免疫组化诊断中呈 EMA 阴性，但 Glut-1 呈阳性、claudin-1 呈部分阳性及在 2 种抗体中也呈阳性，S-100 蛋白中为阴性，所以诊断是胃部 PN。

从 PN 的浸润深度来看，仅回肠的 1 例[10]病患出现了浸润到肌肉层的情况，其他均仅限于到黏膜下层，多数为黏膜内病变（17 例，65.4%）。胃部中，4 例病患全部浸润到了黏膜下层。虽然报告显示肿瘤直径多半小于 10mm（20 例，76.9%），但其中大于等于 30mm 的大病变也有 3 例[5, 10]（空肠 1 例，回肠 1 例，结肠 1 例）。作为治疗，多数病患选择密切观察，或进行以诊断性治疗为目的的 ESD（endoscopic submucosal dissection）/ EMR，但也有病患因为出现狭窄和消化管出血的症状进行了外科手术[4, 8, 11]。从治疗后的恢复情况来看，基本为类癌瘤，所以没有出现因转移和再发等造成死亡的报告。

结语

消化管 SMT 中，神经束膜瘤虽然非常罕见，但它作为一种应鉴别的疾病，我们必须始终对其保持关注。为进行确诊，免疫组化性讨论是必不可少的。

致谢词

在对本病症进行讨论时，九嶋亮治老师〔滋贺医科大学医学部临床检查学讲座（附属医院病理诊断科）〕、广濑隆则老师（神户大学研究生院医学研究课·医学部地区合作病理学、兵库县立癌症中心病理诊断科）等人提供了很多建议和帮助，在此深表感谢。

参考文献

[1] Lazarus SS, Trombetta LD. Ultrastructual identification of a benign perineurial cell tumor. Cancer 41:1823-1829, 1978

[2] Rosenberg AS, Langee CL, Stevens GL, et al. Malignant peripheral nerve sheath tumor with perineurial differentiation: malignant perineurioma. J Cutan Pathol 29:362-367, 2002

[3] Hornick JL, Fletcher CD. Soft tissue perineurioma. Clinicopathologic analysis of 81 cases including those with atypical histologic features. Am J Surg Pathol 29:845-858, 2005

[4] Agaimy A, Wuensch PH. Perineurioma of the stomach. A rare spindle cell neoplasm that should be distinguished from gastrointestinal stromal tumor. Pathol Res Pract 201:463-467, 2005

[5] Hornick JL, Fletcher CD. Intestinal perineuriomas: Clinicopathologic definition of a new anatomic subset in a series of 10 cases. Am J Surg Pathol 29:859-865, 2005

[6] Zamecnik M, Chlumska A. Perineurioma versus fibroblastic polyp of the colon. Am J Surg Pathol 30:1337-1339, 2006

[7] Arrechea Irigoyen MA, Cordoba Iturriagagoitia A, Vicuna Arregui M, et al. Perineurioma intestinal: intestinal perineurioma: report of four cases. Rev Esp Patol 41:271-277, 2008

[8] Kelesidis T, Tarbox A, Lopez M, et al. Perineurioma of esophagus: a first case report. Am J Med Sci 338:230-232, 2009

[9] Chetty R. Myxoid perineurioma presenting as a gastric polyp. Ann Diagn Pathol 14:125-128, 2010

[10] Wludarski SC, Leal II, Queiroz HF, et al. Ileal perineurioma as a cause of intussusceptions. Sao Paulo Med J 129:51-53, 2011

[11] Muguruma N, Okamura S, Imoto Y, et al. Perineurioma: an uncommon lesion in the gastrointestinal tract. Endoscopy 44: E182-183, 2012

[12] Fujino Y, Muguruma N, Kitamura S, et al. Perineurioma in the sigmoid colon diagnosed and treated by endoscopic resection. Clin J Gastroenterol 7:392-396, 2014

[13] Groisman GM, Polak-Charcon S. Fibroblastic polyp of the colon and colonic perineurioma: 2 names for a single entity? Am J Surg Pathol 32:1088-1094, 2008

[14] Hirose T, Scheithauer BW, Sano T. Perineurial malignant peripheral nerve sheath tumor (MPNST): a clinicopathologic, immunohistochemical, and ultrastructural study of sevencases. Am J Surg Pathol 22:1368-1378, 1998

[15] Hirose T, Tani T, Shimada T, et al. Immunohistochemical demonstration of EMA /Glut1-positive perineurial cells and CD34-positive fibroblastic cells in peripheral nerve sheath tumors. Mod Pathol 16:293-298, 2003

[16] 廣瀬隆則. 軟部腫瘍. 病理と臨 25:201-206, 2007

[17] Giannini C, Scheithauer BW, Jenkins RB, et al. Soft-tissue perineurioma. Evidence for an abnormality of chromosome 22, criteria for diagnosis, and review of the literature. Am J Surg Pathol 21:164-173, 1997

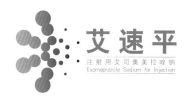

注射用艾司奥美拉唑钠
Esomeprazole Sodium for Injection

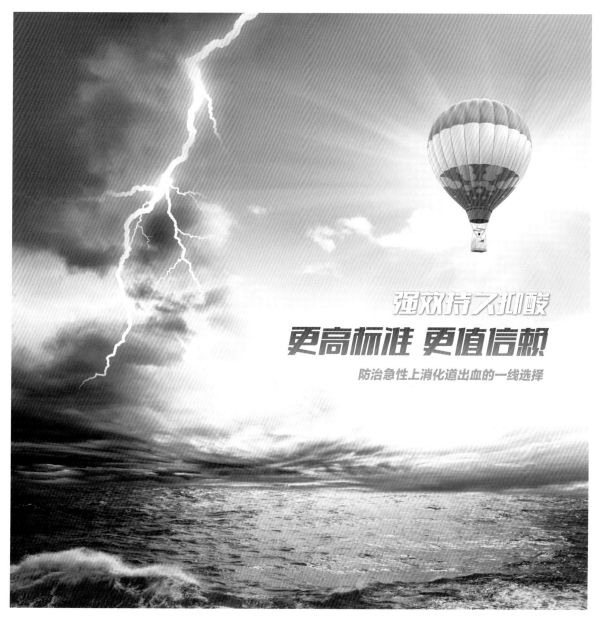

强效持久抑酸
更高标准 更值信赖
防治急性上消化道出血的一线选择

艾速平简要处方资料

【成　　分】 本品主要成分为艾司奥美拉唑钠。辅料为依地酸二钠、氢氧化钠。

【规　　格】 1.20mg（按$C_{17}H_{19}N_3O_3S$计）；2.40mg（按$C_{17}H_{19}N_3O_3S$计）。

【适 应 证】 1.作为当口服疗法不适用时胃食管反流病的替代疗法。

　　　　　　 2.用于口服疗法不适用的急性胃或十二指肠溃疡出血的低危患者（胃镜下Forrest分级IIc-III）。

【用法用量】 1.对于不能口服用药的胃食管反流病患者，推荐每日1次静脉注射或静脉滴注本品20~40mg。反
流性食管炎患者应使用40mg，每日1次；对于反流疾病的症状治疗应使用20mg，每日1次。本
品通常应短期用药（不超过7天），一旦可能，就应转为口服治疗。

　　　　　　 2.对于不能口服用药的Forrest分级IIc-III的急性胃或十二指肠溃疡出血患者，推荐静脉滴注本品
40mg，每12小时1次，用药5天。

【包　　装】 中性硼硅玻璃管制注射剂瓶。1支/盒，10支/盒。

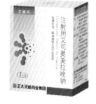

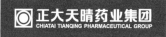